MÉMOIRES

DE

VIDOCQ.

Je déclare que les exemplaires non revêtus de ma signature seront réputés contrefaits.

Vidocq

Les exemplaires voulus par la loi ont été déposés, je poursuivrai comme contrefaits ceux non signés de moi.

IMPRIMERIE D'HIPPOLYTE TILLIARD,

RUE DE LA HARPE, N° 78.

MÉMOIRES

DE

VIDOCQ,

CHEF DE LA POLICE DE SÛRETÉ

JUSQU'EN 1827,

AUJOURD'HUI PROPRIÉTAIRE ET FABRICANT DE PAPIERS A SAINT-MANDÉ.

> La profession de voleur n'existerait pas, en tant que
> profession , si les malheureux contre lesquels la
> justice a sévi une fois n'étaient pas honnis, vili-
> pendés, maltraités ; la société les contraint à se
> rassembler : elle crée leur réunion , leurs mœurs ,
> leur volonté et leur force.
>
> MÉMOIRES, *tome IV.*

TOME QUATRIÈME.

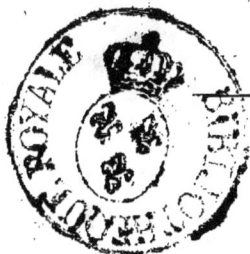

PARIS,

TENON, LIBRAIRE-ÉDITEUR,

RUE HAUTEFEUILLE, N° 30.

1829.

MÉMOIRES

DE

VIDOCQ.

CHAPITRE XLVI.

Les trois catégories.— La science marche. — Les délits et les peines. — Expiation sans fin. — *Roberto credite experto.* — La pénalité absurde.— Les ganaches et les voltigeurs.—Le mannequin. — Les classiques et les romantiques.— Le *Rococo.*—Toxicologie morale. — Les bons et les mauvais champignons. — La monocographie.— La méthode de Linné. — Les monstruosités. — Recherches d'une classification. — Une nomenclature. — Les *suladomates* et les *balantiotomistes.* — Analyse chimique.— La visite de l'érudit et le traité *de famosis.* — Les poches à la Boulard. — Une recette astrologique.—Argus et Briarée.—Il n'y a que la foi qui nous sauve. — M. Prunaud , ou la découverte improvisée. — Je puis gagner 50 pour 100. — La réclamation de l'émigré.—Un vol doméstique. — La montre à quantième. — La femme enlevée. — M. Becoot et le duc de Modène. — L'Anglaise qui s'envole. — Retour aux catégories. — Commençons par les cambrioleurs.

Les voleurs forment trois grandes catégories, dans lesquelles on peut trouver plusieurs divisions et subdivisions.

A la première de ces catégories appartien=

Tome iv.   I nent les voleurs de profession, qui sont réputés incorrigibles, bien que l'efficacité presque constante du régime auquel les Américains du nord soumettent leurs prisonniers, ait démontré qu'il n'est pas si grand coupable qui ne puisse être amené à résipiscence.

Une vie habituellement criminelle est presque toujours la conséquence d'une première faute ; l'impunité encourage et la punition ne corrige pas. Pour ce qui est de l'impunité, tôt ou tard elle a son terme ; ce serait heureux, très heureux, si la punition, quel que soit le délit, ne constituait pas une flétrissure perpétuelle... Mais nos sociétés européennes sont ainsi organisées, l'inexpérience y a tous les moyens de se pervertir ; succombe-t-elle ? la justice est debout ; la justice, disons la législation : elle frappe ; qui frappe-t-elle ? le pauvre, l'ignorant, le malheureux à qui le pain de l'éducation a manqué, celui à qui l'on n'a inculqué aucun principe de morale, celui pour qui la loi est restée sans promulgation, celui qui n'a pu avoir d'autres règles de conduite que les leçons de ce catéchisme sitôt oublié, parce que l'enfant ne l'a pas compris, et que l'homme fait n'y trouve, sous un amas de prescriptions religieuses, que des formules trop peu développées pour la pratique. Que l'on ne s'y trompe pas, malgré la diffusion des lumières, l'éducation du peuple est encore à faire. C'est la science qui marche, mais elle marche seule, elle marche pour les classes privilégiées, elle marche pour les riches...; elle n'illumine que les hautes régions, plus bas il n'y a que ténèbres, chacun s'avance au hasard et comme à l'aveuglette; tant pis pour qui se fourvoie. A chaque pas il y a des abîmes, des gouffres, des embûches, des obstacles; tant pis! on ne fera pas les frais d'un fanal... Cherchez votre chemin, pauvres gens! si vous ne le rencontrez pas, on vous tuera.

Vous êtes-vous égarés, souhaitez-vous revenir sur vos pas, le souhaitez-vous avec force et sincérité? Vaine résolution, l'on vous tuera...; ainsi le veut le préjugé. Vous êtes maudits; vous êtes des réprouvés, des Parias; n'espérez plus... La société qui condamne, qui excommunie, a crié sur vous anathème... Le juge vous a touchés: vous n'aurez plus de pain !

Lorsque l'expiation est indéfinie, que parle-t-on de peines temporaires? Le tribunal inflige un châtiment, la durée de ce châtiment est fixée; mais quand la sentence ne frappe plus, l'opinion frappe encore, elle frappe toujours à tort et à

I.

travers. La sentence veut retrancher six mois de
la vie d'un homme, six mois de sa liberté, l'opi=
nion anéantit le reste. O vous qui prononcez
des arrêts, tremblez, le glaive de Thémis ne
fait que d'incurables blessures ; ses stigmates
les plus légers sont comme le chancre qui ronge
tout, comme le feu grégeois qui dévore et ne
peut s'éteindre.

Nos codes établissent des peines correction=
nelles ; et les pires de tous les coupables ne sont
pas ceux qui les ont encourues, mais ceux qui
les ont subies. D'où vient que nous allons ainsi
en sens inverse du but ? C'est que maltraiter
n'est pas corriger ; c'est au contraire pervertir
et corrompre de plus en plus la nature humaine,
c'est la contraindre à se dégrader, c'est l'abru=
tir. J'ai vu des libérés de toutes les réclusions
possibles, j'en ai vu des milliers, je n'en ai
pas connu un seul qui eût puisé dans la cap=
tivité ses motifs de devenir meilleur. Se pro=
posaient-ils de s'amender ? c'était toujours par
d'autres raisons plus puissantes ; le souvenir
de la captivité ne réveillait qu'une irritation,
un dépit, une rage, un ressentiment vague, mais
profond, et point de repentir. On se rappelait
des concierges rapaces, des geôliers féroces, des

porte-clés plus féroces encore ; on se rappelait des iniquités, des tyrannies, des tyrans ou plutôt des tigres, et l'on nous dira que ceux-là sont aussi des êtres faits à l'image de Dieu, ô blasphème !

Au libéré qui projette de se maintenir honnête, il faut plus que de la vertu, il faut de l'héroïsme, et encore n'est-il pas sûr, s'il ne possède rien, que la société entière ne se retirera pas de lui : c'est un pestiféré, un lépreux dont chacun s'isole. Est-ce la contagion que l'on craint ? non, la contagion est partout, au bagne comme sous les lambris dorés de la Chaussée-d'Antin, c'est la miséricorde qu'on redoute, et l'on saisit avec empressement un prétexte plausible pour s'en affranchir.

Puisque le libéré est proscrit irrévocablement, s'il n'a pas le courage de périr, il faut bien qu'il se réfugie quelque part ; il lui est interdit de rentrer dans votre société, vous le repoussez, où ira-t-il ? dans la sienne, et la sienne est ennemie de la vôtre. C'est donc vous qui grossissez le nombre des malfaiteurs ; car le principe de toute société est de s'entre-aider les uns les autres. Ses pairs lui tendront d'abord une main secourable ; mais s'ils le nourrissent aujourd'hui c'est à condition que demain il vous dépouil=

lera. C'est vous qui l'avez réduit à cette extré=
mité, ne vous plaignez pas ; mais s'il vous reste
du bon sens, plaignez-le.

La profession de voleur n'existerait pas en
tant que profession, si les malheureux contre
lesquels la justice a sévi une fois n'étaient pas
honnis, vilipendés, maltraités ; la société les
contraint à se rassembler, elle crée leur réunion,
leurs mœurs, leur volonté et leur force.

Que l'on ne pense pas que l'abandon du li=
béré, que son exclusion soit le résultat d'une
délicatesse de convention, cette exclusion n'est
que la suite d'une hypocrisie. Le libéré est-il
riche ? tout le monde lui tend les bras, point de
porte qui ne lui soit ouverte, il est reçu par=
tout, *Roberto credite experto*, j'en puis parler
sciemment. Qu'il ait une bonne table et surtout
une cave bien fournie, il aura pour convives
des magistrats, des banquiers, des agents de
change, des avocats, des notaires ; ils ne rou=
giront pas de paraître avec lui en public, ils
le nommeront leur ami, enfin il sera avec eux
compère et compagnon ; et le commissaire, cha=
peau bas, ne tiendra pas à déshonneur de lui
prendre la main : loin de là.

La seconde catégorie des voleurs se com=

posé de cette multitude d'êtres faibles qui,
placés sur une pente rapide, entre leurs pas=
sions et le besoin, n'ont pas la puissance de
résister à de perfides séductions ou à l'entraîne-
ment du mauvais exemple. C'est la plupart du
temps parmi les joueurs que se recrute cette
affligeante catégorie, dont tous les membres
sont sur la route qui conduit à l'échafaud. Un
écu jeté sur le tapis vert, pour celui qui le
risque, le premier pas est fait, et viennent les
circonstances, il sera faussaire, voleur, assas=
sin, parricide ; autorisez les jeux vous êtes ses
complices, et ses provocateurs : son sang et
celui qu'il a versé rejailliront sur vous.

Les individus qui se rangent dans la troisième
catégorie sont les nécessiteux, que la misère
seule a pu rendre coupables. La société doit
être indulgente à leur égard. Presque tous ne
demanderaient qu'à être en paix avec les lois,
mais auparavant il serait indispensable qu'ils
fussent en paix avec leur estomac : décidément
la population est trop compacte, ou bien ceux
qui ont sont égoïstes au-delà de leur appétit. Les
peines ne devraient-elles pas être graduées en
raison de la nécessité, en raison du plus ou
moins de lumières du délinquant, en raison de

sa situation ? la portée de l'intelligence, sa cul-
ture négligée ou non, et une foule d'antécédents
qui anéantissent toujours plus ou moins le libre
arbitre pour ce qui est subséquent, ne devraient-
ils pas être pris en considération ? Les peines
sont proportionnées aux crimes, c'est vrai ;
mais le même crime est atroce ou excusable,
suivant qu'il est commis par un licencié en
droit, ou par un sauvage de la Basse-Bretagne.
Dans une civilisation dont nous ne sommes pas
tous également imprégnés, les lois, pour ne pas
être iniques dans leur application, devraient
être faites, comme les habits des soldats, sur
trois tailles, avec une grande latitude laissée
aux juges, pour absoudre le sort et l'organi-
sation.

Les voleurs de profession sont tous ceux qui,
volontairement ou non, ont contracté l'habitude de s'approprier le bien d'autrui : ils n'ont
qu'une pensée, la rapine. Cette catégorie comprend depuis l'escroc jusqu'au voleur de grands
chemins, depuis l'usurier jusqu'au forban qui
troque contre un palais les vivres d'une armée.
Ne disons rien de ceux qu'on n'atteint pas. Les
autres forment dix à douze espèces bien distinctes, sans compter les variétés ; ensuite vien-

nent les nuances de pays à pays. Quant à l'objet qu'ils se proposent, les voleurs sont partout à peu près les mêmes ; mais ce n'est pas partout la même manière d'opérer, ils marchent aussi avec leur siècle. Cartouche ne serait aujourd'hui qu'une *ganache renforcée*, et Coignard hors du bagne passerait pour un *voltigeur*. Le monde volant n'a pas d'académie, que je sache, cependant il a, comme le monde littéraire, ses classiques et ses romantiques ; telle ruse qui jadis était de bon aloi, n'est plus maintenant qu'une malice cousue de fil blanc ; et ce mannequin tout couvert de grelots, dont il fallait subtiliser la montre sans en faire sonner un seul, ce mannequin, dont l'épreuve semblait si ingénieuse à nos pères, ce mannequin est comme Corneille, comme Racine, comme Voltaire... *Rococo !!!*

C'est au vivant que nos modernes s'attaquent de prime abord ; c'est sur la nature qu'ils font leurs essais. A leurs débuts ils tranchent du maître ; pour eux, les anciens sont comme s'il n'étaient pas : il n'y a plus de modèles, plus de copies, plus de traces suivies, personne ne pivote, c'est à qui se frayera une route nouvelle. Toutefois il est un cercle dans lequel les origi-

naux eux-mêmes doivent se mouvoir : je les ai
observés, j'ai vu leur point de départ, je sais où
ils vont, et quelles que soient leurs évolutions
ou leur génie, toutes les sinuosités de leur itiné-
raire me sont connues d'avance. A travers les
mille et une transformations qu'enfante chaque
jour le besoin d'échapper à une surveillance im-
portune, j'ai pu discerner encore le caractère
propre à chaque espèce ; la physionomie, le langage, les habitudes, les mœurs, le costume,
l'ensemble et les détails, j'ai tout étudié, tout
retenu, et qu'un individu passe devant moi, si
c'est un voleur de profession, je le signalerai,
j'indiquerai même son genre...... Souvent, à
l'inspection d'une seule pièce du vêtement, j'aurais plus tôt deviné un voleur de pied en cap, que
notre célèbre Cuvier avec deux maxillaires et une
demi-douzaine de vertèbres, n'aura reconnu
un animal anti-diluvien, fût-ce un homme
fossile. Il y a dans l'accoutrement des larrons,
des hiéroglyphes que l'on peut déchiffrer avec
plus de certitude que celles dont un M. de Figeac
se vante de nous donner l'interprétation, *ad
aperturam libri*. Il y a également dans les manières des signes qui ne sont nullement équivoques... ; j'en demande pardon à Lavater, ainsi

qu'aux très fameux docteurs Gall et Spurzheim,
enfin, à tous les physiognomonistes ou phrénolo=
gistes passés, présents et à venir, dans les mono=
graphies que je vais tracer, je ne tiendrai compte
ni des irrégularités du visage, [si elles ne sont
accidentelles, ni des protubérances frontales,
occipitales ou autres, ce sont des indications
plus précises, et surtout plus positives que je
fournirai, me gardant soigneusement de cet
esprit de système qui ne produit que des er=
reurs. Une bonne toxicologie ne se fonde pas
sur des hypothèses : voyez celle de M. Orfila ;
on ne se joue pas avec les poisons, et quand on
veut mener une démarcation infaillible entre
les bons et les mauvais champignons, entre les
espèces vénéneuses et celles qui ne le sont pas,
il faut des données d'une évidence si constante
et si palpable, que personne ne puisse s'y mé=
prendre. Afin de trouver un appui à la compa=
raison, j'en appelle au savant docteur Rocques,
dont l'excellent travail sur cette matière est si
justement estimé.

Puisque par cette série de rapprochements,
auxquels sans doute le lecteur ne s'attendait
pas, je suis parvenu jusqu'aux confins de l'his=
toire naturelle, je ne suis pas fâché de saisir

l'à-propos pour déclarer que c'est uniquement
d'après ma méthode que j'ai entrepris de classer
les voleurs. Pendant une perquisition, un livre
me tomba sous la main, il contenait des images :
pour les hommes comme pour les enfants les
images ont beaucoup d'attrait... Tandis que le
commissaire furetait partout, afin de découvrir
un pamphlet (c'était, je crois, du Paul-Louis
Courier), je feuilletais et m'amusais tout bon=
nement à regarder les estampes... Le livre qui
m'offrait cette innocente distraction était une
monacologie, ou *monacographie*, où tous les
ordres de moines, mâles et femelles, étaient
classés et décrits d'après la méthode de Linné.
L'idée était ingénieuse, j'avoue qu'elle me sou=
rit, et, plus tard, en songeant à donner une
classification des voleurs, j'étais presque tenté
d'en faire mon profit ; mais en y réfléchissant,
je me suis bientôt convaincu qu'il y avait beau=
coup trop à faire, pour découvrir dans un vo=
leur les étamines, les pétales, les pistils, les
corolles, les capsules : certainement avec de
l'imagination, on peut voir tout ce que l'on se
met dans la fantaisie ; faire voir... malgré la
fantasmagorie et les évocations de Cagliostro,
c'est autre chose !...... Les capsules d'un frère

mineur et le pistil d'une visitandine, sans trop d'efforts, cela se conçoit. Mais bien que les voleurs pullullent, et s'entre-fécondent, bien que, sui= vant le précepte, ils croissent et multiplient *ne* plus *ne* moins que les plantes et les animaux, comme ce n'est pas là ce qui les distingue essen= tiellement, j'ai dû renoncer à la méthode de Linné, et me résoudre à consigner purement et simplement mes remarques, sans m'inquiéter s'il y aurait plus d'avantages à les coordonner bien savamment, en adaptant aux individus qui en font le sujet, les dénominations plus récentes de la zoologie.

Peut-être en méditant le traité *des monstruo= sités* de M. Geoffroy Saint-Hilaire, serais-je arrivé à calquer la marche de mon travail sur celle du sien, mais l'analogie entre les monstruo= sités dont nous nous occupons l'un et l'autre, ne m'a pas paru assez frappante pour que je prisse la peine de le consulter. D'ailleurs, qui oserait affirmer que le penchant au vol soit une anomalie? et tout en accordant, qu'il est urgent de le réprimer, c'est encore une question de savoir si ce n'est pas un instinct. Ce n'est pas tout, le moral et le physique ne s'emboîtent pas toujours : quand si celui-ci est droit, celui-là est

tortu , *et vice versà* , n'y aurait-il pas de l'ex=
travagance à vouloir établir des parallèles?

Je ne suis pas de ces gens qui reculent devant
une innovation , cependant en offrant la no=
menclature des voleurs , je me suis conformé à
l'ancien usage, je leur ai conservé les dénomi=
nations sous lesquelles ils se connaissent entre
eux et sont connus de la police, depuis que
Paris est assez vaste et assez peuplé pour que
toutes les espèces et variétés puissent simulta=
nément exercer dans son enceinte. On m'avait
conseillé de donner, *ex professo* , une nomen=
clature de ma façon, avec une terminologie ou
grecque ou latine. Je me serais alors avancé
sur les traces des Lavoisier et des Fourcroi ;
c'était un moyen de célébrité : mais tout cela
n'eût été que de l'hébreu pour le commun des
martyrs ; que dis-je de l'hébreu?.. Où donc ai-je
la tête? Je ne pensais pas aux juifs : c'est une
langue mère, que l'hébreu ! tout bien considéré,
l'hébreu eût convenu , le grec aussi ; il y a de
grands grecs parmi les voleurs ; il y en a par=
tout ! Toutefois que m'aurait servi d'appeler les
Cambrioleurs , par exemple, *Suladomates* (dé=
valiseurs de chambres) ; les *Floueurs*, *Balantio=
tomistes* (coupeurs de bourse) , j'eusse passé pour

helleniste ; défunt M. Gail ne l'était pas plus que moi , à la bonne heure ! Mais lors même qu'à l'instar des chimistes , j'aurais analysé ou fait analyser un de ces messieurs , en saurait-on davantage parce que , singe de MM. Gay-Lussac et Thénard , j'aurais dit qu'un cambrioleur se compose , sauf les atomes évaporés, de 53,360 de carbonne , 19,685 d'oxigène , 7,021 d'hydrogène , 19,934 d'azote , plus la gélatine , l'albumine , l'osmazome , etc. ? Eh ! mon Dieu, n'allons pas chercher midi à quatorze heures ; et sans nous soucier de la renommée , ne proférons pas des paroles qui ne représentent rien , appelons les choses par leur nom. J'ai trouvé les voleurs baptisés ; je ne serai pas leur parrain , c'est assez d'être leur historiographe.

Il n'y a pas long-temps que je reçus la visite d'un érudit. D'un érudit ! Eh pourquoi pas ! ne suis-je pas entré dans la carrière littéraire? Depuis que j'ai publié des mémoires , il est venu chez moi jusqu'à des grammairiens pour m'offrir de m'apprendre le français , à condition que je leur enseignerais l'*argot*. Peut-être étaient-ce des philologues ? Quoi qu'il en soit , l'érudit vint chez moi ; que me voulait-il ? on va le voir.

Il m'aborde. « C'est vous qui êtes M. Vidocq ?

— » Oui, monsieur, que puis-je pour votre
» service ?

— » J'ai fait une découverte bien précieuse
» et qui doit vivement vous intéresser.

— » Quelle est-elle, s'il vous plaît ?

— » Un livre, monsieur, le premier, le
» plus utile des livres pour vous, et qui, dans
» les fonctions si pénibles que vous avez rem=
» plies, vous eût épargné bien du mal.

— » C'est de la moutarde après-dîner.

— » Il arrive un peu tard, je le sais ; mais
» que voulez-vous ? voilà plus de cinquante ans
» qu'il n'a pas vu la lumière !

— » Et qui donc le tenait ainsi sous le
» boisseau ?

— » Qui donc ? vous le demandez ! le plus
» terrible de nos bibliotaphes, feu M. Boulard.
» En a-t-il porté des bouquins dans ses po=
» ches, qui étaient comme des corbillards ?
» c'est lui qui les avait inventées, les poches
» à la Boulard. Dix hôtels qu'il possédait
» sur le pavé de Paris, étaient autant de
» cimetières ; où tout ce qui lui tombait
» sous la main était impitoyablement en=
terré.

— » Quel enterreur !

— » Ah ! monsieur , il était temps qu'il
» mourût ! que de trésors il avait enfouis ! que
» d'exemplaires uniques il tenait en charte pri=
» vée! Celui-là aussi est unique ; ce n'est pas
» sans peine que je l'ai exhumé : enfin je l'ai,
» je le possède. Pauvre petit *De famosis Latro=*
» *nibus !..* Merlin et Renouard le poussaient
» comme des enragés ; mais j'étais à la vente,
» j'étais là, je leur ai tenu tête, et il est à moi ; je
» le tiens, c'est cet in-quarto, vous le voyez. C'est
» bien cela *De famosis Latronibus investigandis,*
» *a Godefrido.* Ce Godefroid était un malin
» compère , il les savait toutes , monsieur. Ah !
» c'était affaire à lui pour découvrir un voleur.
» C'est dans ce savant traité qu'il a déposé le
» fruit de ses veilles ; que votre successeur ,
» M. Lacour, voudrait bien avoir son secret !
» mais c'est à vous, à vous seul que je prétends
» en faire hommage , je suis venu tout exprès
» à Saint-Mandé pour vous l'offrir.

— » J'accepte , monsieur , et vous remercie
» beaucoup. Mais seriez-vous assez bon pour
» me dire quel était ce Godefroid ?

— » Ce qu'il était ! Docteur *in utroque,*
» contemporain de l'illustre Pic de la Mirandole,
» et professeur d'astrologie judiciaire dans une

TOME IV.   2

» des plus célèbres universités de l'Allemagne,
» jugez s'il était capable d'écrire !

— » Ce sont là de beaux titres, assurément,
» des titres fort honorables, mais avait-il été
» aux galères ?

— » Non : cela n'empêchait pas que depuis
» Ève, qui déroba la pomme, jusqu'au filou Ti-
» ta-pa-pouff, qui escamota l'escarboucle du
» Prophète, il n'y avait pas un voleur dont
» il ne sût les prouesses sur le bout du doigt.

— » Et il les contait à ses écoliers, le péda-
» dogue ?

— » Il les contait, sans doute : allez l'on
» est bien fort quand on a par devers soi l'expé=
» rience de tous les siècles.

— « Votre Godefroid m'a tout l'air de n'être
» qu'un amateur ; au surplus, si ce n'était pas
» abuser de votre complaisance, je vous prierais
» de me traduire quelques morceaux de l'ad-
» mirable traité *De famosis.*

— » Volontiers, monsieur, volontiers. *Te=*
» *neo lupum auribus ;* je tiens le loup par les
» oreilles. Vous allez être satisfait, ravi, étonné.

— » Nous verrons bien. »

Nous étions assis sur un banc, à l'entrée de
mon salon ; je fis taire mes chiens qui aboyaient.

L'érudit commença sa version, et je prêtai l'o=
reille · d'abord il me fallut entendre le *curricu=
lum vitæ* de tous les voleurs mythologiques,
Mercure, Polyphème, Cacus; puis vinrent les
temps héroïques, tout rempli de voleurs et
de vols : on avait enlevé le trésor de Diane à
Éphèse, les troupeaux de celui-ci, la génisse de
celui-là, le cheval de tel autre. Ensuite, au milieu d'un déluge de citations, étaient énumérés
tous les larcins mentionnés dans la Genèse : les
Médes, les Assyriens, les Romains, les Car=
thaginois paraissaient également sur la scène, à
mesure que l'ordre chronologique les y appelait.
Quand je vis que c'était à n'en plus finir, j'in=
terrompis le traducteur. « Assez ! assez, lui
» dis-je.

— » Non ! non, pardieu, il faut que vous
» écoutiez celle-là. Voici une dissertation qui est
» fort curieuse ; elle roule sur les deux larrons
» entre lesquels Jésus – Christ fut crucifié. »
L'auteur cherche quels pouvaient être leurs
noms.

— « Eh ! que nous importe leurs noms?

— » Ah ! monsieur, quand on remonte dans
» le passé, il n'est point de petite recherche ;
» savez-vous que si l'on parvenait à connaître le

2.

» nom de l'un des deux, du bon, par exemple,
» cela ferait grand bruit à Rome ; car, enfin,
» il est dans le ciel, le Sauveur l'a dit ; ce se-
» rait une canonisation, un bouleversement
» dans la légende, une révolution dans le ca-
» lendrier, le pape n'aurait jamais canonisé
» plus à coup sûr, il aurait la parole de celui
» qu'il représente : quelle pièce au procès ! il
» serait infaillible, cette fois.

— » Tout cela est possible, mais je vous
» dirai franchement que je ne m'en inquiète
» guère.

— » Ah ! je le vois, la partie historique
» vous ennuie ; vous êtes homme d'exécution,
» M. Vidocq, passons à la partie pratique.

— » Oui, passons à la partie pratique, c'est
» ici que je l'attends.

— » Vous serez content de lui.

— » Que dit votre docteur ?

— » J'y suis : attention. Si vous avez été
» volé, et que vous désiriez absolument décou-
» vrir l'auteur du vol, commencez par consulter
» votre planète, rappelez-vous sous quelle étoile
» vous êtes né, dans laquelle de ses douze mai-
» sons venait d'entrer le soleil ; examinez à quel
» point du zodiaque il se trouvait *in horâ natali* ;

» si c'était sous le signe de la balance, c'est bon,
» il y a de la justice sur le tapis, le voleur sera
» pendu sans rémission ; ensuite il faut avoir
» bien observé la conjonction de Mars et de Vé=
» nus : l'état du ciel a tant d'influence sur nos des=
» tinées ? voyez la position de Mercure, à l'heure
» précise où vous vîntes au monde, à l'heure où
» vous vous êtes aperçu que l'on vous avait volé ;
» supputez, comparez, suivez Mercure, ne le
» perdez pas de vue, c'est lui qui emporte ce que
» vous avez perdu ; si vous ne pouvez pas l'ar-
» rêter, prenez de la corde d'un patient qui
» soit mort en riant, signez-vous sept fois, ré-
» citez sur la corde cinq *Pater* et trois *Ave*,
» et terminez par le *Credo*, que vous direz à
» rebours, de la fin au commencement, sans
» reprendre haleine : la foi est nécessaire ;
» après cela, avalez à jeun un grand verre
» d'eau.

— » Oui, croyez et buvez, c'est bien ; mais,
» monsieur l'érudit, c'est un recueil de sor=
» nettes, que votre traité *De famosis*.

— » Comment, monsieur, des sornettes !
» l'auteur relate ses autorités ; cinquante pages
» de noms à la fin du livre, poètes, orateurs,
» historiens, polygraphes.

— » Nomme-t-il aussi des mouchards ?

— » Il parle d'Argus, de Briarée ; j'espère
» que l'un était un fameux agent de police,
» cent yeux ! et l'autre, cent bras, quel gen=
» darme ! »

L'érudit était entiché de son acquisition, et
quoi que j'eusse dit pour lui prouver que son
livre n'était qu'un fatras, il se retira, bien con=
vaincu qu'il m'avait fait un très joli présent,
mais que, par amour-propre, je ne voulais pas
en convenir.

Je suis sûr que, dans sa pensée, Godefroid
valait bien Vidocq ; et pourtant tout le savoir de
l'ancien, dont il me proposait les leçons, se
bornait à des pratiques superstitieuses. La foi
était nécessaire, comme aux disciples de M. Cou=
sin ; elle est encore bien vive, bien robuste, la
foi ! après l'incendie du bazar Boufflers, n'ai-je
pas vu promener gravement un bouquet de vio=
lettes sur les murs, afin de reconnaître si le feu
avait été mis à dessein : s'il y avait eu malveil=
lance, le bouquet devait s'enflammer aussitôt
qu'on le présenterait à l'endroit où l'incendie
avait commencé ; et des témoins ont vu la
flamme, le bouquet a été consumé, le fait est au=
thentique ; c'est comme l'apparition de la croix de

Migné. Le pape, les cardinaux, les évêques, les archevêques, Dieu, lui-même, se joindraient aux philosophes, ils ne tueraient pas la crédulité : le prince de Hohenlohe ferait toujours des miracles, on s'adresserait toujours aux devins, on ferait toujours tourner la baguette, on interrogerait toujours le marc de café, les blancs d'œufs, le sas, les clés, la bague et les tarots. La vieille Lenormand, madame Mathurin, Fortuné et tous les sorciers ou sorcières de Paris, les magnétiseurs y compris, ne seraient pas moins consultés toutes les fois qu'il se commet un vol, et la plupart du temps, avant qu'aucune déclaration ait été faite à la police : qu'en advient-il ? tandis qu'on recourt aux moyens surnaturels, l'objet volé devient introuvable ; le coupable a eu le loisir de prendre toutes ses précautions pour ne pas être découvert, et lorsque, après avoir épuisé les ressources de la magie et de la divination, on se présente dans le bureau de la petite rue Sainte-Anne, pour invoquer le ministère du chef de la sûreté, comme il n'y a plus vestige du méfait, l'investigation est infructueuse, et le larron est le seul qui puisse s'appliquer, en riant dans sa barbe, cet axiome favori des imbécilles et des fourbes : *il n'y a que la foi qui nous sauve.*

Si la multitude avait un peu plus de confiance en mes reliques qu'en celles de mon successeur, c'est que vraiment j'étais parfois incompréhensible pour elle. Dans combien d'occasions n'ai-je pas frappé d'étonnement les personnes qui venaient se plaindre de quelque larcin : à peine avait-on rapporté deux ou trois circonstances, déjà j'étais sur la voie, j'achevais le récit, ou bien, sans attendre de plus amples renseignements, je rendais cet oracle : *le coupable est un tel*. On était émerveillé : était-on reconnaissant? je ne le présume pas; car, d'ordinaire, le plaignant restait persuadé, ou que c'était moi qui l'avais fait voler, ou que j'avais fait un pacte avec le diable; telle était la croyance de ma clientelle, qui n'imaginait pas que je pusse autrement être si bien instruit. L'opinion que j'étais la cheville ouvrière, ou plutôt l'instigateur d'un grand nombre de vols, était la plus populaire et la plus répandue : on prétendait que j'étais en relation directe avec tous les voleurs de Paris, que j'étais informé par eux, à l'avance, des coups qu'ils méditaient, et que, s'ils avaient été empêchés de me prévenir par la crainte de laisser échapper une belle occasion, après le succès ils ne manquaient jamais de venir m'en faire part.

On ajoutait qu'ils m'associaient aux bénéfices de leur industrie, et que je ne les faisais arrêter qu'au moment où leur activité n'était plus assez productive pour moi. Ils étaient, il faut en convenir, d'une bonne pâte, de se sacrifier ainsi pour l'homme qui devait tôt ou tard les livrer à la justice ! en fait d'absurdité, il n'est rien qu'ici bas l'on ne puisse imaginer; mais comme derrière l'absurde, rarement il n'est pas un levain quelconque de vérité, voici le point d'où l'on était parti. Intéressé, par devoir, à connaître, autant que possible, tout ce qu'il y avait de voleurs et de voleuses de profession, je tâchais d'être informé à sous et deniers, de l'état de leurs finances, et si j'apercevais un changement avantageux dans leur position, j'en concluais naturellement qu'ils s'étaient procuré quelqu'aubaine; si l'amélioration observée concordait avec une déclaration, la conclusion devenait plus probable, toutefois elle n'était encore qu'une conjecture; mais je me faisais rendre compte des moindres particularités propres à me révéler les moyens d'exécution employés pour consommer le crime, je me transportais sur les lieux, et souvent, avant d'avoir fait aucune recherche, je disais au déclarant : « Soyez

» tranquille, je suis certain de découvrir les
» voleurs, ainsi que les objets volés. » Le fait
suivant, le seul de ce genre que je veuille rap=
porter, en offre la preuve.

Monsieur Prunaud, marchand de nouveautés
dans la rue Saint-Denis, avait été volé pendant
la nuit. On avait fait effraction pour s'introduire
dans son magasin, d'où l'on avait enlevé cin=
quante pièces d'indienne et plusieurs schals de
prix : dès le matin, M. Prunaud accourut à mon
bureau, et il n'avait pas fini de conter sa mésa=
venture, que je lui avais nommé les auteurs du
vol. « Il ne peut avoir été commis, lui dis-je,
» que par *Berthe*, *Mongodart* et leurs affi=
» dés. » Aussitôt je mis à leurs trousses des
agents, à qui je donnai l'ordre de s'assurer s'ils
faisaient de la dépense. Peu d'heures après, on
vint m'annoncer que les deux individus sur les=
quels s'étaient arrêtés mes soupçons avaient
été rencontrés dans un mauvais lieu, en la com=
pagnie des nommés *Toulouse* et *Revérand*, dit
Morosini ; que les uns et les autres étaient ha=
billés à neuf, et que, selon toute apparence,
ils avaient le gousset garni, puisqu'on les avait
vus en partie avec des filles. Je savais quel était
leur recéleur en titre ; je demandai que perqui=

sition fût faite à son domicile, et les marchan=
dises furent retrouvées. Le recéleur ne pouvait
éviter son sort, il fut envoyé aux galères ; quant
aux voleurs, pour qu'ils fussent condamnés, il
me fallut préparer l'évidence au moyen d'un
stratagême de mon invention : ils furent dûment
atteints et convaincus.

Pour être à la hauteur de mon emploi, il fal=
lait bien que je fusse capable de conjecturer avec
quelque justesse : souvent j'étais si sûr de mon
fait, que non-seulement je déclinais, *ex abrupto*,
les noms et la demeure des voleurs, mais qu'en=
core je traçais leur signalement avec précision,
en indiquant la manière dont ils s'y étaient pris
pour effectuer le vol. Le vulgaire, qui ignore les
ressources de la police, ne concevait pas que l'on
pût être innocent et avoir tant de perspicacité.
Pour quiconque n'est pas accoutumé à réfléchir,
l'illusion était telle, que sans la moindre mal=
veillance à mon égard, il était fondé à supposer
une connivence qui n'existait pas : mais une franc
che moitié des habitants de Paris se figurait que
j'avais le don de tout voir, de tout entendre, de
tout savoir ; et ce n'est pas exagérer de le dire, à
leurs yeux j'étais comme le Solitaire, aussi in=
voquait-on mon assistance à tout propos, et les

trois quarts du temps pour des objets qui n'é-
taient pas de ma compétence. On ne se fait pas
d'idée de la bizarrerie des réclamations qui m'é-
taient adressées; il faut avoir assisté à l'une de
ces audiences, durant lesquelles le public était
admis dans le bureau de sûreté. Un paysan en-
trait : « Monsieur, je sommes allé me promener
» au Jardin des Plantes, et tandis que j'étions
» à regarder les bêtes, voilà qu'un monsieur,
» qui était mis comme un prince, m'a de-
» mandé si je n'étions pas de la Bourgogne?
» je lui ons répondu que oui; là dessus, il m'a
» dit qu'il était de Joigny, et marchand de
» bois de son état; nous nous sommes recon-
» nus pays, si bien que, de fil en aiguille, il a
» proposé de me faire voir *la tête de mort*. Il
» était, ma foi, bien honnête, je puis vous
» l'assurer ! Moi qui ne me doutions de rien, je
» me sommes laissé gagner à allez avec lui; je
» sommes sortis du jardin, et voilà qu'en passant
» z'à la grille, il en rencontre des autres; il y en
» a z'un que c'était un marchand de toile.

— » Ils étaient deux, n'est-ce pas? un jeune
» et un vieux?

— » Oui, monsieur.

— » Le vieux avait amené des vins à l'entrepôt?

— » Oui, monsieur.

— » Je vois votre affaire, ils vous ont enfoncé?

— » Vous l'avez ma foi dit, mon brave mon-
» sieur, trois mille francs qu'ils m'ont pris !
» mille écus, en belles pièces de vingt francs.

— » Ah ! c'était de l'or? ne vous l'ont-ils
» pas fait cacher?

— » Je crois bien qu'ils me l'ont fait ca=
» cher, si bien cacher que je ne l'ai plus re-
» trouvé.

— » C'est cela, je connais vos hommes.
» Dites donc, Goury (c'était à l'un de mes
» agents que j'adressais la parole), ne seraient-
» ce pas *Hermelle*, *Desplanques*, et le *Père*
» *de famille?*

— L'Agent. » Ça m'a tout l'air de cela.

— » N'y avait-il pas parmi eux un long nez?

— » Oh ! oui, bien long.

— » Je vois que je ne me trompe pas.

— » Oh ! non ; que vous avez morguenne
» bien mis le doigt dessus du premier coup, il
» y en a qui rencontrent à deux fois. Un long
» nez ! ah, monsieur Vidocq, que vous êtes
» bon enfant ! A présent je ne suis plus si in=
» quiet.

— » Et pourquoi ?

— » Puisque c'est de vos amis qui m'ont
» volé, il vous sera bien aisé de retrouver mon
» argent, tâchez seulement que ce soit bientôt;
» si ça pouvait être aujourd'hui ?

— » Nous n'allons pas si vite en besogne.

— » C'est que, voyez-vous, j'ai absolument
» besoin de retourner au pays, je fais faute à la
» maison, j'ai ma femme qui est toute seule,
» avec ça que c'est dans quatre jours la foire à
» Auxerre.

— » Oh! oh! vous êtes pressé, mon bon
» homme ?

— » Oui, que je le suis ; mais écoutez, on
» peut s'arranger, donnez - moi simplement
» quinze cents francs tout de suite, et je vous
» tiendrai quitte du reste. C'est-ti ça parler ?
» J'espère qu'on ne peut pas être plus accom=
» modant !

— » C'est vrai, mais je ne fais pas de mar=
» ché de cette espèce.

— » Il ne tiendrait qu'à vous pourtant. »

Le Bourguignon entendu, venait le tour d'un
chevalier de Malte, qui vraisemblablement
avait obtenu des dispenses pour le mariage,
car il était accompagné de sa noble moitié, qui
amenait sa bonne avec elle.

Le Chevalier. « Monsieur, je suis le mar-
» quis *Duboisvelez*, ancien émigré, ayant
» donné des preuves non équivoques de mon
» attachement à la famille des Bourbons.

Moi. » Cela vous fait honneur, monsieur,
» mais de quoi s'agit-il?

Le Chevalier » Je viens ici pour vous
» prier de vouloir bien faire rechercher et
» arrêter sur-le-champ mon domestique, qui
» est disparu de chez moi avec une somme de
» trois mille sept cent cinquante francs et une
» montre d'or guillochée, à laquelle je tiens
» beaucoup.

Moi. « Est - ce là tout ce qui vous a été
» volé ?

» Le Chevalier. » Je le présume.

» Madame. » Il nous aura sans doute pris
» autre chose; vous savez bien, marquis,
» que depuis long - temps il n'y avait pas de
» jour qu'il ne vous manquât tantôt un objet,
» tantôt un autre.

Le Chevalier. » C'est vrai, madame la
» marquise, mais pour le moment ne récla-
» mons que nos trois mille sept cent cinquante
» francs et la montre. D'abord la montre, il
» me la faut, à quelque prix que ce soit. Il

» suffit qu'elle m'ait eté donnée par feue ma=
» dame de Vellerbel, ma marraine; vous sentez
» bien que je ne veux pas la perdre.

MOI. » Il est possible, monsieur, que vous
» ne la perdiez pas; mais, au préalable, je
» vous serais obligé de me donner les nom,
» prénoms, âge, et signalement du domestique.

LE CHEVALIER. » Son nom ? ce n'est pas
» difficile; il s'appelle Laurent.

MOI. » De quel pays est-il ?

LE CHEVALIER. » Je pense qu'il est de la
» Normandie.

MADAME. » Vous êtes dans l'erreur, mon
» ami, Laurent est Champenois, j'ai vingt fois
» entendu dire qu'il était né à Saint-Quentin.
» Au surplus, Cunégonde va nous éclaircir sur
» ce point (se tournant vers sa bonne); Cuné=
» gonde, Laurent n'était-il pas de la Cham=
» pagne ?

CUNÉGONDE. » Je demande pardon à ma=
» dame la marquise, je crois qu'il était de la
» Lorraine : quand on lui écrivait c'était tou=
» jours de Dijon.

MOI. » Vous me semblez peu d'accord sur
» son lieu de naissance : et puis Laurent, ce
» n'est probablement qu'un nom de baptême;

» et il y a plus d'un âne à la foire qui s'appelle
» Martin. Il serait nécessaire que vous m'ap=
» prissiez son nom de famille, ou tout au moins
» que vous me fissiez de sa personne une des=
» cription assez détaillée pour qu'on pût le
» reconnaître.

— » Son nom de famille ! j'ignore s'il en
» avait un; ces gens-là n'en ont pas : d'ordi=
» naire, ils ont celui qu'on leur donne. Je
» l'appelais Laurent, parce que cela me con=
» venait, et parce que c'était le nom de son
» prédécesseur : cela se transmet avec la livrée.
» Quant à son pays, ne vous l'ai-je pas dit?
» il est Normand, Champenois, Picard ou
» Lorrain. Pour ce qui est de sa personne, sa
» taille est ordinaire, ses yeux, mon Dieu! il
» a des yeux comme tout le monde, comme....
» comme vous, comme moi, comme made=
» moiselle, son nez n'a rien de remarquable,
» sa bouche est..., je n'ai jamais fait attention
» à sa bouche. On a un domestique, c'est pour
» se faire servir ; vous sentez bien, qu'on ne le
» regarde pas... Autant que je crois m'en être
» aperçu, il était brun ou châtain.

MADAME. » Mon ami, j'ai quelqu'idée qu'il
» était blond.

TOME IV.   3

Cunégonde. » Blond d'Égypte. Il était roux
» comme une carotte.

Le Chevalier. » C'est possible ; mais ce
» n'est pas là l'important. Ce que monsieur a
» besoin de savoir, c'est qu'avant le vol je
» l'appelais Laurent, et il doit encore répondre
» à ce nom, s'il n'en a pas pris un autre.

Moi. » Ceci est fort juste; M. de Lapa=
» lisse n'aurait pas mieux dit. Cependant,
» vous conviendrez que, pour me guider dans
» mon exploration, quelques données un peu
» moins vagues, me seraient indispensables.

Le Chevalier. » Je ne saurais vous en ap=
» prendre davantage. Mais, à mon compte,
» cela doit vous suffire, avec un peu d'adresse
» vos hommes m'auront promptement fait rai=
» son du drôle, ils sauront bientôt où il est à
» dépenser mon argent.

Moi. » Je serais infiniment flatté de pou=
» voir vous être agréable ; mais sur d'aussi
» faibles indices, comment voulez-vous que je
» m'embarque?

Le Chevalier. » Pourtant j'arrive ici avec
» des renseignements tellement positifs, que
» vous n'avez, il me semble, qu'à vouloir :
» c'est de la besogne toute mâchée que je vous

» apporte. Peut-être ne vous ai-je pas dit son
» âge ; il peut avoir de trente à quarante.

CUNÉGONDE. » Il n'était pas si vieux, mon=
» sieur le marquis ; il n'avait pas plus de
» vingt-quatre à vingt-huit ans.

LE CHEVALIER. » Vingt-quatre, vingt-huit,
» trente, quarante, ceci est indifférent.

MOI. » Pas autant que vous le supposez.
» Mais, monsieur, ce domestique vous vient de
» quelque part ; sans doute il vous a été ou
» recommandé, ou procuré par quelqu'un.

LE CHEVALIER. » Par personne, monsieur,
» c'est un cocher de cabriolet qui me l'a
» envoyé ; voilà tout.

MOI. » Avait-il un livret ?

LE CHEVALIER. » Non, assurément, il n'en
» avait pas.

MOI. » Il avait bien quelque attestation, des
» certificats.... ?

LE CHEVALIER. » Il m'a montré des pa=
» piers ; mais tout cela ne signifie rien, je n'y
» ai pas pris garde.

MOI. » En ce cas, comment voulez-vous
» que je vous trouve votre voleur ? Vous ne
» m'offrez rien, absolument rien, qui puisse
» me mettre sur la trace.

3.

Le Chevalier. » En vérité vous êtes plai=
» sant... Je ne vous offre rien : voici près d'un
» quart d'heure que je prends la peine de m'en=
» tretenir avec vous. J'ai répondu à toutes vos
» questions. S'il faut vous mettre les voleurs
» dans les mains, autant qu'il n'y ait pas de
» police. Ah! ce n'est pas là M. de Sartines.
» Je ne lui aurais pas dit la centième partie de
» tout ce que je viens de vous dire, et mon
» domestique, ma montre, mon argent se=
» raient déjà retrouvés.

Moi. » C'était un grand sire, que M. de
» Sartines. Quant à moi, je ne me charge pas
» d'opérer de ces miracles-là.

Le Chevalier. » Eh bien! monsieur, je vais
» de ce pas chez le préfet me plaindre de votre
» insouciance. Puisque vous refusez d'agir,
» mes amis du côté droit, les députés de ma
» province, sauront que la police n'est bonne
» à rien, et ils le répéteront à la tribune; j'ai
» du crédit, de l'influence, j'en userai, et nous
» verrons.

Moi. » Allez, monsieur le marquis, bon
» voyage. »

A cet enragé gentillâtre, succède un homme
en blouse : le garçon l'introduit :

— » C'est ti zici qu'est le maître des mou=
» chards, stilà qu'attrape si bein les voleux?

— » Approchez mon ami, que voulez-vous?

— » Ça que je veux, c'est zune montre d'ar=
» gent qu'on m'a chippée tout à l'heure suz
» une place.

— » Voyons, mon brave homme, comment
» cela s'est-il fait? contez-moi cela au plus juste.

— » Vous saurez donc que je m'appelle Louis
» Virlouvet, paysan cultivateur et vigneron zà
» Conflans-Sainte-Honorine, marié bien légi=
» timement, père de famille, avec quatre en=
» fants, et mon épouse qui est leur mère; étant
» venu z'à Paris pour acheter de la futaille, j'al=
» lais mon chemin, tout à coup zen passant suz
» une place qui n'est pas loin d'ici, voilà ti pas,
» sous votre respect, qu'il me prend faim de
» pisser; je m'arrête devant zun mur, je débou=
» tonne ma culotte et je ne suis pas sitôt zen=
» train de lâcher zun filet d'eau, qu'on me frappe
» sur l'épaule, je me retourne, c'était zune de=
» moiselle, qui me dit comme ça : c'est-ti toi,
» mon ami Thiodore? oui c'est toi, qu'elle re=
» prend, viens que je t'embrasse; là-dessus avant,
» que j'eus parlé, elle me baise et pour lors elle
» me propose une bouteille de vin; moi, qui suis

» vigneron, vous n'en ignorez pas que les vi=
» gnerons, sont toujours prêts à boire je ne de=
» mande pas mieux : elle m'annonce qu'elle a
» zune camarade et qu'elle va la chercher; je lui
» réponds, c'est bon , zallez, mais ne soyez
» pas long-temps...; elle s'en va zet moi je
» suit à l'attendre en attendant; ne la voyant
» pas revenir je perds patience, je veux tirer
» ma montre pour savoir l'heure qu'il est ; je
» t'en fiche, il n'y avait pas plus de montre
» que de beurre sur ma main... Plus de dou=
» tance, je suit attrapé, ma montre elle est partie
» sans me dire adieu... ; je cours , mais je ne re=
» trouve plus la demoiselle, et des messieurs à
» qui que je me suit attaqué, m'ont dit de ve=
» nir zici, que votre bande me retrouverait ma
» montre d'argent de cinquante-cinq francs ,
» que j'ai zachetée zà Pontoise, chez un horloger
» zà quantième, qui allait comme une divi=
» nité, marquant les jours du mois, avec un
» cordon zen cheveux de ma fille tressé zà la
» main, qu'il n'y a rien de si beau.

— » Avez-vous remarqué à peu près quelle
» est la tournure de la femme?

— » La femme qui m'a volé?

— » Oui.

— » Elle est pas trop vieille, c'est pas une
» jeunesse non plus ; elle est comme le lard de
» poitrine , ni trop grasse, ni trop maigre,
» z'entre le zist et le zest ; c'est une particu=
» lière qui peut z'avoir autour de cinq pieds
» moins huit, neuf pouces, je mets ça là zen=
» viron ; avec un bonnet de dentelles , le nez à
» la retroussette, un peu gros : voyons comment
» qu'il est gros son nez, que je vous le dise :
» tenez, approchant comme ste poire qui est
» sur votre papier de marbre, pour l'empêcher
» de s'envoler ; si c'est pas ça il s'en faut
» pas d'un crin de cheval ; avec un jupon
» rouge, des yeux bleus, et une tabatière en
» écaille, à la rose fondue, que ça sent bon tout
» plein.

— » Vous me rapportez-là des particularités
» bien singulières ; ce sont des ragots que vous
» nous fabriquez ; je suis convaincu que ce n'est
» pas sur la voie publique que vous avez été
» volé ; car pour que vous ayiez observé tous ces
» détails, vous avez dû voir la femme long-
» temps et de près : allons , au lieu de nous
» faire des narrés qui n'ont pas le sens com=
» mun, avouez que vous vous êtes laissé en=
» traîner dans une maison de débauche, et que

» tandis que vous donniez un coup de canif
» dans le contrat, votre montre a disparu.

— » Je vois bein qu'on ne peut rien vous
» cacher. Oui, c'est vrai.

— » Alors, pourquoi me faire un conte?

— » C'est qu'on m'a dit qu'il fallait dire
» comme ça, pour retrouver ma montre à quan=
» tième d'argent, de cinquante-cinq francs.

— » Pourriez-vous indiquer la maison où
» vous êtes allé avec cette femme?

— » Oh! pour ça oui; c'est zune maison zau
» premier, dans une chambre, avec une table,
» faisant le coin de la rue.

— » Voilà, ma foi, des renseignements bien
» précis pour arriver à la découverte!

— » Ah! tant mieux; je retrouverai ma
» montre, n'est-ce pas monsieur?

— » Je ne dis pas cela; car vous m'avez
» donné un signalement si baroque.

— » Comment! est-ce que je viens pas de
» vous dire tout à l'heure, à la minute, qu'elle
» avait les yeux rouges; c'est-à-dire, s'entend,
» un jupon rouge, avec des yeux bleus, et un
» bonnet de dentelles; c'est-ti pas clair, des
» dentelles? et puis, je ne me souviens pas de la
» couleur de ses bas; mais je sais bein qu'elle

» avait des ficelles à ses jarretières, et que ses
» souliers tenaient zavec ; après ça, il n'y a pas
» besoin de vous mettre les points sur les *i*; vous
» savez ce que parler veut dire. Sitôt que vous
» m'aurez fait rendre ma montre, je vous paie=
» rai chopine, et encore dix francs que je vous
» donnerai pour vous boire avec vos camarades.

— » Grand merci, je n'agis pas par in=
» térêt.

— » Tout ça est bel et bon, il faut que le
» prêtre vise de l'autel, il faut que chacun vise
» de son métier.

— » On ne vous demande rien.

— » C'est bien ; mais vous me la ferez ren=
» dre, ma montre à quantième ?

— » Oui, si on nous la rapporte, je vous
» la renverrai.

— » Je compte sur vous, au moins : n'allez
» pas me mettre dans la boîte aux oublis.

— » Soyez tranquille.

— » Bien le bonjour, monsieur le maître.

— » Au revoir.

— Oui, jusqu'à la prochaine occasion. »

Le vigneron congédié, avec tout l'espoir que
méritait l'attentat conjugal qu'il avait à se reprocher, je vois entrer un de ces bons bouti=

quiers de la rue Saint - Denis, dont le front, tout insignifiant qu'il est, remet pourtant en mémoire la métamorphose du pauvre Actéon.

« Monsieur (c'est le bourgeois qui parle), je
» viens vous prier de vous mettre de suite à la
» recherche de ma femme, qui est décampée
» d'hier soir, avec mon commis. J'ignore la
» route qu'ils ont prise, mais ils ne doivent pas
» être allés loin, car ils ont emporté du butin ;
» argent et marchandise, ils ont tout enlevé :
» et on ne les rattrapera pas ! oh ! si, on les
» rattrapera ! j'y perdrais plutôt mon latin. Je
» suis sûr qu'ils sont encore dans Paris, et si
» vous vous mettez promptement à leur pour=
» suite nous les aurons ?

    — » Je vous ferai observer que nous ne par=
» tons pas comme cela du bonnet ; il nous faut
» un ordre pour marcher : commencez par por=
» ter contre madame votre épouse et contre le
» ravisseur, une plainte en adultère, dans la=
» quelle vous accuserez ce dernier de vous avoir
» soustrait des effets et des marchandises.

    — » Ah ! oui, je porterai une plainte, et
» tandis que je m'amuserai à la moutarde,
» les traîtres gagneront au large.

    — » C'est probable.

— » Des lenteurs pareilles, lorsqu'il y a pé=
» ril ! enfin, ma femme est ma femme : chaque
» jour, chaque nuit le délit devient plus consé=
» quent. Je suis mari ; je suis outragé ; je suis
» dans mon droit. Elle n'aurait qu'à me faire
» des enfants, qui sera le père? ce ne sera pas
» le père, ce sera moi. Non, puisqu'il n'y a
» plus de divorce, la loi doit avoir prévu....? »

— » Eh ! monsieur, la loi n'a rien prévu, il
» y a une forme prescrite, et l'on ne peut pas
» s'en écarter.

— » Elle est jolie, la forme ! s'il en est
» ainsi, c'est bien le cas de dire que la forme
» emporte le fonds. Pauvres maris !

— » Je sais bien que vous êtes à plaindre,
» mais je n'y puis rien ; d'ailleurs, vous n'êtes
» pas le seul.

— » Ah ! monsieur Jules, vous qui êtes
» si obligeant, rendez-moi le service de les
» faire arrêter aujourd'hui même ; prenez cela
» sur vous, je vous en conjure, ne me refusez
» pas, vous verrez que vous n'en serez pas fâ=
» ché !

— » Je vous répète, monsieur, que pour
» faire ce que vous désirez, il me faut un man=
» dat de l'autorité judiciaire.

— » Allons, je ne le vois que trop, on me
» ravit ma femme et ma fortune ! qui protège-
» t-on ? le vice. C'est bien digne de la police !
» s'il s'agissait d'arrêter un Bonapartiste, vous
» seriez tous en l'air ; il s'agit d'un mari trompé,
» on ne bouge pas. C'est un plaisir de voir
» comme la police se fait ; aussi quand vous me
» reverrez il fera chaud. Ma femme peut reve-
» nir quand il lui plaira, si on me l'enlève de
» nouveau, ce n'est pas à vous que je m'adres=
» serai, Dieu m'en garde ! »

Le mari se retire, fort mécontent, et l'on
vient m'annoncer qu'une espèce d'original
sollicite de moi un moment d'entretien. Il paraît. C'est un long corps, un long habit, un
long gilet, de longs bras, de longues jambes,
et une face longue, blême, glaciale, décharnée,
emmanchée d'un long cou raide, comme l'ensemble de la longue figure à laquelle il appartient ; le tout semble se mouvoir par des
ressorts. A la vue de cet automate, de sa queue
de morue qui lui battait sur les talons, de ses
guêtres flottantes, de son jabot ramassé, de son
col à rabbat, de ses manchettes sans fin, de son
grand parapluie et de son très petit chapeau de
soie, il fallut que je me tinsse à quatre pour ne

pas éclater au nez du personnage, tant sa mine était comique et son accoutrement grotesque.

« Veuillez, monsieur, lui dis-je, prendre la
» peine de vous asseoir, et me faire connaître
» le motif qui vous amène.

— » Mossio, chai pressenté à vo lé hommai=
» che té la part té mossio Lowender, consta=
» bele en Bowe Street dé lé Capetale té la
» Grand-Britanié : il mé récommandé à vo,
» por trover mon fame, qui faisait mo-a cocou
» ein Parisse, avec mossio Gaviani, hoffécier
» italian, qui corrait lé poublique House.

— » Je suis désespéré, monsieur, à l'instant
» je viens de refuser de prêter l'appui de mon
» ministère, pour une recherche toute sem=
» blable. S'il ne s'agit que d'une exploration
» inostensible, en considération de M. Lowen-
» der, je puis vous indiquer quelqu'un, qui,
» moyennant salaire, fera toutes les démarches
» que nécessite la circonstance.

— » Ies, ies, explorachein inosteinsèble...
» Chai comprends, vo rendez moi bocop satisfait.

— » Donnez-moi, s'il vous plaît, les noms
» de votre épouse, son signalement, et tous
» les détails qui vous paraîtront propres à nous
» diriger.

— » Por le derechen, chai dis à vo qué
» mon fame, il se nomme madame Bécoot,
» parce que chai souis mossio Bécoot, dé lé fa=
» mille à mon joumelle dé frère, qui sé hap=
» pellé Bécoot, to comme notre père qu'il était
» Bécoot aussi. Mon fame, il a éposé mo-a l'an
» dix-houi cent quinsse, en London : il était bel,
» il était blond ; son z'ioux il était blac (noir),
» sa nez il était recommandaiple, son dent blanc
» et petit ; il avait beaucop dé... dé mamelles,
» il savait parlé français encore meillior qué
» mo-a... Si vo décovrez son démore, chai
» férai preindre madame Bécoot et incontinent
» condouire en lé paquebote por London.

— » Je crois vous avoir dit, monsieur, que
» ce n'est pas moi qui me chargerai de la
» surveillance ; mais je vous mettrai en relation
» avec une personne qui entrera parfaitement
» dans vos vues. Givet, allez-moi chercher le
» duc de Modène, et dites-lui de venir de suite
» avec le père Martin (le duc de Modène était
» le sobriquet d'un agent secret, homme de
» bon ton, que je lançais dans les sociétés où
» l'on jouait.)

— » Oh ! oh ! vo donnez à mo-a oun douc=
» que, chai souis enchanté, oun douque ! S'il

» povait sourprendre mon fame avec ce hoffé=
» cier, la divorce qué chai volai, il serait comme
» oun coup dé la tonnerre.

— » Je réponds qu'il vous les fera trouver
» ensemble ; je suis même persuadé qu'il
» vous les fera prendre au lit, si cela vous
» convient.

— » Oh ! oh ! Dans la lite couchés, c'est
» oune chose bocop meillior por la divorce.
» Por l'évideince dé *crim-con* déliciose la lité
» einseimble... Ah ! mossio, chai souis à vo bo=
» cop réconnaissant. »

Le duc de Modène ne se fit pas long-temps
attendre ; dès qu'il fut entré, M. Bécoot s'étant
levé, et l'ayant salué d'une triple révérence,
lui parla en ces termes :

« Mossio lé doucque, j'avais bésoin que
» vo rendiez service à oun épouse malhouroux
» qui était désolé par son fame. »

L'agent à qui la méprise de l'anglais n'avait
pas échappé, ne manqua pas de prendre l'air
d'importance qui convenait au titre dont on le
gratifiait. Après avoir conclu avec dignité le
marché pour ses honoraires et pris note des in=
dications que M. Bécoot était à même de fournir,
il promit de se mettre immédiatement en cam=

pagne afin d'arriver à un prompt résultat. La
conversation en était à ce point, lorsqu'on me
remit une invitation de me rendre sur le champ
au parquet de M. le procureur du roi; je quittai
en conséquence M. Bécoot, et l'audience fut
fermée jusqu'au lendemain. Puisque je suis en
train de faire des digressions, avant que je le
ramène aux catégories, le lecteur ne sera peut-
être pas fâché d'apprendre comment se termina
l'affaire de M. Bécoot.

À peine quarante-huit heures s'étaient écoulées, le duc de Modène vint me dire qu'il avait
découvert la retraite de l'infidèle; elle était avec
son Italien, et bien qu'ils fussent sur leurs gardes
parce qu'ils avaient appris l'arrivée du mari, il
était assuré de les mettre en présence de ce der=
nier, au milieu des preuves flagrantes de cette
intimité horizontale qui, sous le rapport de la
conviction, ne laisse rien à désirer. Tandis que
le duc était à m'expliquer le stratagème qu'il
comptait employer, entra M. Bécoot que j'avais
fait prévenir; il était accompagné de son frère,
autre caricature britannique. « Les deux font la
paire, observa tout bas l'agent. »

— « Bonjor mossio Védoc, ah voilà mossio
» le doucque, chai offre à loui mon poulitesse.

— » Monsieur le duc a une grande nouvelle
» à vous donner.

— » Ah ah! oune grande novelle! vo avez
» trové? vo povez dire devant mossio , mossio
» est oun Becoot, il était ma joumelle, vo avez
» trové, véridiquement trové!

— » Voyons, monsieur le duc, racontez à
» ces messieurs ce qu'il en est.

— » *Ies*, *ies*, raccontez oun po mossio lé
» douque.

— » Eh bien oui! j'ai trouvé, et pour peu
» que vous le désiriez, je m'engage à vous
» les montrer tous les deux dans le même lit.

— » Dans la même lite! s'écria le frère de
» M. Becoot; c'était oun miracle, vo êtes sor=
» cière donque, mossio lé douque.

— » Je vous jure qu'il n'y a rien de sorcier
» là-dedans, tout cela n'est que de la physique.

— » *Ies*, *ies*, de la phessique (riant), ah ,
» ah, ah, choli phessique!

— » Puisqu'ils couchent ensemble.

— » *Ies*, *ies*, natoural, beaucop natoural;
» dans la même lite, charmante cohabitachen ,
» charmante ! » charmante ! répétait en s'exta=
siant le beau frère de madame Becoot, dont le
mari qui se pâmait presque d'aise, exprimait

Tome iv.   4

par ses contorsions et les grimaces les plus bur-
lesques, la satisfaction qu'il ressentait.

Lady Becoot et son amant avaient logé pen=
dant quelques mois rue Feydeau, chez une de ces
dames qui, pour leur avantage et la commodité
des étrangers, tiennent à la fois table d'hôte et
d'écarté; mais prévoyant des persécutions, à la
nouvelle du débarquement des deux jumeaux,
le couple adultère s'était refugié à Belleville, où
un général, des amis de la dame, leur avait donné
l'hospitalité. On convint d'aller les relancer
dans cet asile, et comme M. Becoot était pressé,
il fut décidé que l'on précipiterait le dénoue-
ment.

Le lendemain était un dimanche, il devait y
avoir grand dîner chez le général, et à la suite
du repas, suivant l'usage de la maison, on devait y donner à jouer. Le duc de Modène, connu
depuis long-temps pour un adroit flibustier,
avait donc un prétexte suffisant pour s'intro=
duire dans une réunion où les *Grecs* étaient
admis sans difficulté. Il ne laissa pas échapper
l'occasion. S'étant transporté à Belleville, quand
la soirée fut venue, il alla prendre place dans
le salon du général, jusqu'à deux heures du
matin, qu'il sortit pour rejoindre les deux frères,

qui, non loin de là, étaient dans un carrosse de remise. « C'est pour le coup, leur dit le duc, » que le couple est dans les draps.

— » Dans les draps ! s'écrie M. Becoot.

— » Oui, monsieur, dans les draps ; j'ai » presque assisté à leur coucher, et si vous vous » sentez le courage de tenter l'escalade, je me » charge de vous conduire jusqu'à l'alcove, » vous n'aurez plus qu'à tirer le rideau.

— » Comment vo dites ? l'escalade ! Qu'en= » tendez-vo escalade ?

— » Nous franchirons le mur du jardin.

— » *Goddem !* franchir... Voyez-vous mo-a » monté ? La domestique il crie à la voleur... » Non, non, pas franchir... et la pâton et la » fissil, pin, pan, patatra, je fais des coul- » boutes... Et mossio Gaviani bien contente. » Oh ! oh ! pas franchir.

— » Cependant, si vous voulez que le dé= » lit soit matériellement constaté.

— » Dans les Becoot, mossio lé douque, » no n'aimons pas la péril.

— » Alors il faudra saisir les coupables hors » de la demeure du général, c'est le moyen de » ne courir aucun risque. Je sais qu'à l'issue » du déjeûner ils doivent monter dans un

4.

» fiacre qui les emmènera à Paris : vous con-
» vient-il de les prendre dans le fiacre?

— » Dans la fiacre, *ies, ies,* por proudeince.»

Le duc de Modène, son auxiliaire le père
Martin, et les deux insulaires, se mirent en
faction pour être à l'affût du départ. Pendant
qu'on était ainsi aux aguets, M. Becoot fit mille
questions et réfléxions plus saugrenues les unes
que les autres. Enfin, vers les deux heures de
l'après-midi un fiacre s'arrête à la porte : au
bout d'un instant, il s'ouvre pour recevoir madame Becoot et son cavalier. On croirait qu'à
cette vue, M. Becoot n'aurait plus été le maître
de contenir son indignation ; il ne sourcilla
pas : les maris anglais sont étonnants : « Vo
» voyez, dit-il à son frère, vo voyez, mon
» fame avec son hamant.

— » Oui, oui, jé voyé..... Il était dans lé
» voitoure. »

On était averti que le fiacre se dirigerait sur
la rue Feydeau. Les Anglais ordonnèrent à leur
cocher de fouetter, afin de gagner les devant,
et quand ils furent à hauteur de la porte Saint-
Denis, à l'endroit où une montée conduit au
boulevard *Bonne-Nouvelle*, ils mirent pied à
terre. Bientôt ils aperçoivent le fiacre ; il va

au pas ; les agents s'avancent pour l'arrêter ,
et M. Becoot en ayant ouvert la portière :
« Ah ! bonne jor, dit-il avec un flegme incon-
» cevable, mossio, jé démandé à vo pardon ;
» jé véné prend mon fame, qué vo cacholez
» à mon place.

— » Allons, madame ajouta le frère, c'été
» temps por né plous no faire coucous, véné
» havec. »

Gaviani et madame Becoot sont terrifiés,
sans répondre, ils descendent tous deux , et pendant que l'Italien acquitte le prix de la course,
contrainte d'obéir l'infortunée lady est impitoyablement installée dans le carrosse , entre
les deux Becoot , en face des deux estàfiers. Tout
le monde était silencieux , tout à coup, madame
Becoot revenue peu à peu de sa terreur, s'é-
lance à la portière : « Gaviani, Gaviani, crie-
» t-elle, mon ami, sois tranquille, je ne
» t'abandonnerai qu'à la mort.

— » Taissez-vo, madame Becoot, lui dit froi-
» dement son mari, jé ordonné vo la silence,
» vo êtes oune méchant fame ; vo êtes assez
» hardie por appélé mossio Gaviani; vo êtes oune
» félon, ouai, madame, vo êtes oune grand
» félon ; jé féré mété vo dans lé blac Hole.

— » Vous ne ferez rien.

— » Jé féré, jé féré....... », répétait-il en balançant sa tête entre les manches de deux parapluies, dont les crosses en cornes de cerf, formaient pour son front un singulier accompagnement.

— « M. Becoot, tout ce que vous ferez est » inutile... Ah ! mon cher Gaviani.

— » Encore Gaviani, tojor Gaviani.

— » Oui toujours ; je vous déteste, je vous » abhorre.

— » Vo êtés mon fame.

— » Mais regardez-vous donc, M. Becoot, » êtes-vous fait pour avoir une femme ? D'abord » vous êtes laid, ensuite vous êtes vieux, vous » êtes ridicule et vous êtes jaloux.

— » Jé souis gélousse légalement.

— » Vous voulez faire prononcer le divorce, » n'est-il pas tout prononcé ? Je vous fuis, que » demandez-vous de plus ?

— » Jé vol être coucou légalement.

— » Vous voulez du scandale.

— » Vo volez faire coucou mo-a à ton fan- » taissie. Jé volé à la mien, jé vol été cou- » cou havec lé joustice à la poublique, avec » oun sentence.

— » Vous êtes un monstre à mes yeux, vous
» êtes un tyran; jamais je ne resterai avec
» vous.

— » Vo resteré avec lé praison.

— » Vous ne m'aurez pas vivante », et en
proférant cette menace, elle faisait semblant
de vouloir se déchirer la figure.

— « Tienne loui les mains, mon frère. »

Le frère se mit effectivement en devoir de
lui tenir les mains, alors, elle se débattit quel=
ques instants, puis elle parut se calmer; mais
l'étincelle de ses regards trahissait sa colère et
les feux dont elle brûlait.

Rouge, enluminée, et pourtant belle encore,
autant que la passion peut l'être, près de ces
mines hétéroclites, à côté de ces visages immo=
biles et morfondus, elle avait l'air de la reine
des Bacchantes entre deux magots, ou plutôt
d'un volcan d'amour entre deux pics de glace.
Quoiqu'il en soit, le retour de M. Becoot à l'hôtel
où il logeait, rue de la Paix, fut un triomphe.
Son premier soin fut d'enfermer le lutin dans
une chambre, dont il ne confia la clé à per=
sonne. Mais quand un mari s'est fait le geolier
de sa femme, il est si doux à celle-ci de trom=
per sa vigilance! On connaît la chanson : *Malgré*

les verroux et les grilles , etc. Le troisième jour
de cette captivité conjugale, madame Becoot, à
ce qu'il paraît, s'ennuya d'être en cage; le quatrième, je fis une visite à M. Becoot ; il n'était
pas midi, je le trouvai à table avec son frère,
en face d'un plumb-pudding et d'une douzaine
de bouteilles de Champagne, dont ils avaient déjà
fait sauter les bouchons.

« Ah ! bonne jor, mossio Vaidoc ; il était
» bocop de politesse à vo, por venir voir no.
» Vo bo-a-rez de la Champeigne ?

» — Je vous remercie, je n'en bois jamais
» à jeun.

— » Vo n'était pas oune bonne Anclaise.

— » Eh bien ! vous voilà au comble de la
» joie, le duc de Modène vous a rendu votre
» femme, je vous en fais mon compliment.

— » Complimente ! *goddem.* Il était encore
» envolée, madame Becoot.

— » Eh quoi ! vous n'avez pas su la garder.

— » Il était envolée, jé vo dit, la félon !

— » Puisque c'est ainsi, n'en parlons plus.

— » Non, plus parler, tujor bo-a-re la
» Champeigne : il n'était pas félon. »

Ces messieurs insistèrent de nouveau pour
que je leur tinsse compagnie, mais comme j'a-

vais besoin de garder mon sang-froid, je les priai
de me dispenser de la rasade, et après leur avoir
fait agréer mes salutations, je pris congé d'eux.
Sans doute qu'ils ne tardèrent pas à être sous la
table. C'est là qu'un bon Anglais cuve ronde=
ment son chagrin : a-t-il disparu entre les pintes
et les brocs, si, pendant qu'il dort, on lui crie
coucou, et qu'à son réveil, en le montrant au
doigt, on dise, *ah! le voilà*, il rit jaune, et,
plutôt que de cacher sa tête, le maussade se fâ=
che. Il provoque une enquête. On prononce un
divorce. A qui la faute? A Gaviani? à Bergami?
à la princesse? aux dieux qui la firent si belle?
Non... A qui donc? Au Porter, au Porto, au
Bordeaux, au Champagne, enfin, à Bacchus sous
toutes les formes et sous toutes le couleurs.

Mais que m'efforçai-je de percer le brouillard qui enveloppe des mœurs qui ne sont pas
les nôtres? Nous vivons sur les rives de la
Seine, ne nous inquétons pas de ce qui se passe
aux bords de la Tamise. Peut-être quelque
Vidocq britannique voudra-t-il un jour nous
l'apprendre. Jusque-là, je me borne à l'épisode
de M. Becoot, que je ne vis plus, et je reviens
à mes moutons, c'est-à-dire, aux catégories.

La distinction des voleurs, selon le genre

qu'ils ont adopté, serait de peu d'importance,
si, en même-temps que je dévoile les moyens
par eux mis en pratique pour vivre à nos dépens, je n'indiquais par quelles précautions on
parviendra à se mettre à l'abri de leurs atteintes.
S'ils ne prélevaient une dîme que sur le superflu, peut-être, y aurait-il quelque cruauté à
prétendre les empêcher de se procurer le nécessaire; mais comme, vu le hasard de leur profession, entre Irus et Crésus, il ne leur est pas
toujours donné de choisir, et qu'ils prennent
indifféremment où il y a trop et où il n'y a pas
assez, que d'ailleurs, ils prennent aussi pour se
livrer à des profusions, je vais, sans miséricorde, déployer contre eux l'arsenal de tout mon
savoir, afin de battre en brèche leur industrie,
et, s'il est possible de la mettre au *sac*, suivant
l'expression de nos vieux *Polyorcètes*, je veux
dire nos vieux Chroniqueurs ou mieux encore
nos vieux romanciers.

Aucune capitale de l'Europe, Londres ex-
cepté, n'enserre autant de voleurs que Paris.
Le pavé de la moderne Lutèce est incessamment
foulé par toutes espèces de larrons. Ce n'est pas
surprenant; la facilité de s'y perdre dans la foule
y fait affluer tout ce qu'il y a de méchants gar-

nements, soit en France, soit à l'étranger. Le plus grand nombre se fixe irrévocablement dans cette cité immense; quelques autres n'y viennent que comme des oiseaux de passage, aux approches des grandes solennités, ou durant la saison rigoureuse. A côté de ces exotiques, il y a les indigènes, qui forment dans la population une fraction, dont le dénominateur est assez respectable. J'abandonne au grand supputateur, M. Charles Dupin, le soin de l'évaluer en décimales, et de nous dire si le chiffre qu'elle donne ne devrait pas être pris en considération dans l'application de la teinte noire.

Les voleurs parisiens sont, en général, haïs des voleurs provinciaux; ils ont, à juste titre, la réputation de ne pas faire difficulté de vendre leurs camarades pour conserver leur liberté : aussi lorsque, par l'effet d'une circonstance quelconque, ils sont jetés hors de leur sphère, ils ne trouvent pas aisément à qui s'associer; au surplus, ils ont une grande prédilection pour le lieu de leur origine. Ces enfants de Paris ne peuvent pas se séparer de leur mère, ils ont pour elle un fonds de tendresse inépuisable :

A tous les cœurs bien nés que la patrie est chère !

Transporté dans un département, un voleur

parisien est tout désorienté; eût-il été lancé de la
lune comme une aérolite, il n'y serait ni plus
emprunté, ni plus neuf; c'est un badaud, un
vrai badaud, dans toute la force du terme; à
chaque instant il redoute de prendre martre
pour renard : c'est terrible, quand on ne con=
naît pas le terrain! il ne sait où il met la main
et le pied, peut-être marche-t-il sur des char=
bons ardents : *Cineri doloso*. Il n'ose faire un
pas, parce qu'il a un bandeau sur les yeux, et
que, s'il va se heurter, il est averti que per=
sonne n'est là pour lui crier *casse-cou :* tout au
contraire, on s'amuse à le voir en péril, parce
qu'on est convaincu qu'il est poltron ? s'est-il
embarqué dans une gaucherie, on la lui laisse
achever, on l'y pousse même, et si dans son
chemin il rencontre un gendarme, que mal=
heur lui advienne, qu'il succombe enfin, les
malins du Colin-Maillard en font des gorges
chaudes.

Au sein d'une petite ville, un voleur est tout-
à-fait déplacé; c'est la poule qui n'a qu'un
poussin : il est là exactement comme le poisson
dans l'huile, comme le poisson dans la friture,
ce n'est pas son élément : il y a trop de calme,
dans une petite ville, trop de tranquillité, la cir=

culation est trop régulière, trop limpide; mieux
vaut beaucoup de tumulte, de la confusion, du
frottement, des embarras, du désordre, et un
fluide sujet à se troubler. Tous ces avantages,
c'est à Paris qu'ils sont rassemblés, dans l'exigu,
mais bien rempli, département de la Seine,
dans un périmètre de cinq à six lieues, sur un
espace qui suffirait à peine à l'établissement du
parc d'un grand seigneur; Paris est un point sur
le globe, mais ce point est un cloaque? à ce
point aboutissent tous les égouts; sur ce point
tourbillonnent, passent, repassent, se croisent
et s'entrecroisent des myriades de propriétaires
de la vie par excellence. Le voleur parisien est
habitué à cette cohue; hors de là, il nage
dans le vide, et son habileté expire. Il le sait
bien, et ce qui le prouve incontestablement,
c'est que, parvient-il à s'évader du bagne, c'est
toujours sur la Capitale qu'il se dirige à tire
d'aile; il ne tardera pas à être repris, que lui
importe? il aura encore une fois *travaillé* à sa
guise.

Les voleurs provinciaux se font assez promp=
tement au séjour de Paris; ce n'est pas que le
climat leur convienne mieux que tout autre,
mais ce sont des espèces de cosmopolites, qui

trouvent une patrie partout où il y a à dérober :
Ubi bene, ubi patria, telle est leur maxime ; ils
s'accommoderont tout aussi bien de la résidence
de Rome que de celle de Pékin, lorsqu'il y aura
du butin à faire. Ils n'ont ni l'extérieur agréa=
ble, ni les formes découplées, ni la jactance du
voleur parisien : eussent-ils vécu un siècle dans
Paris, ce seraient toujours des rustres ; *les amis de
Pantin* leur reprocheraient toujours d'être bâtis
comme des poignées de sottises, et *de ne ressem=
bler à personne.* La tenue et les manières, voilà
leur côté faible ; ils n'ont point d'urbanité, et
quoiqu'ils fassent, ils ne seront jamais parfumés
de cette fleur d'atticisme dont l'odeur suave
charme et enivre ce monde brillant et frivole,
qu'on ne peut duper qu'après l'avoir séduit ;
mais s'ils manquent de cet entre-gent, qui, sous
quelques rapports, donne aux indigènes une
certaine supériorité, en revanche ils ont plus de
capacité : sous une enveloppe grossière, sous
des dehors lourds en apparence, ils cachent une
dose d'astuce et de finesse qui dans les entrepri=
ses de premier ordre, les rend propres à écarter
les obstacles et à capter la confiance des per=
sonnes réfléchies : que l'on consulte les archives
du crime, tous les grands vols, tous les vols

hardis et raisonnés sont le fait de voleurs pro=
vinciaux. Ces derniers ne sont pas fluets, mais
ils sont audacieux, persévérants, méditatifs; ils
conçoivent bien et exécutent mieux.

Les voleurs de profession originaires de la
Capitale sont rarement des assassins; ils ont en
horreur le sang, et quand ils le versent c'est
toujours à regret; c'est que par des circons=
tances imprévues ils y ont été forcés. Par ex=
traordinaire ont-ils des armes, ils n'en font
usage que pour s'échapper dans le cas de sur=
prise en flagrant délit. Les grands crimes dont
Paris est par fois le théâtre, sont presque tou=
jours commis par des étrangers. Une particularité assez remarquable, c'est que les assassinats
sont ordinairement le fait d'un débutant dans la
carrière : ceci est vrai, très vrai, n'en déplaise
à ces moralistes inobservateurs, qui répètent
d'après le poète :

> Ainsi que la vertu le crime a ses degrés.

Avant de commettre une mauvaise action, les
voleurs expérimentés calculent les conséquences
de cette action, par rapport à eux. Ils connais=
sent la peine qu'ils encourront; ils jouent, parce
qu'ils ont besoin de jouer, mais s'il s'agit d'aller

de leur tout, ils y regardent à deux fois. Le Code, qu'ils étudient sans cesse, leur dit : *vous irez jusque-là, vous n'irez pas plus loin;* et bon nombre d'entre eux reculent devant la réclusion, devant la perpétuité, devant la mort... Ce n'est pas sans intention que, dans cette énumération, je place la mort en dernier lieu ; c'est le moindre des épouvantails, je le démontrerai, que l'on juge, d'après cela, si notre pénalité est bien graduée.

Les voleurs provinciaux en général, moins civilisés que ceux dont l'éducation s'est faite à Paris, n'éprouvent aucune répugnance à tuer ; ils ne se bornent pas à se défendre, ils attaquent, et souvent dans leurs expéditions, non-seulement ils sont téméraires, mais encore ils se montrent atroces et cruels au dernier degré : mille traits barbares, consignés dans les fastes judiciaires, peuvent venir à l'appui de mon assertion.

La sagesse des nations a depuis long-temps proclamé comme une vérité, que *les loups entre eux ne se mangent pas*; afin de ne pas faire mentir le proverbe, les voleurs ont les uns pour les autres des égards de confraternité. Tous se regardent comme les membres d'une grande famille ; et quoique les voleurs provinciaux et les voleurs parisiens soient généralement peu disposés à s'entr'aider, l'antipathie ou la prévention ne va pas jusqu'à s'entre-nuire directement. Il y a toujours un pacte qui est respecté dans quelques-unes de ces généralités : la bête, dirait un philosophe d'outre Rhin, se sent dans la bête de sa race, le confrère aime à retrouver le confrère : aussi les voleurs ont-ils des signes de reconnaissance, et un langage particulier. Posséder ce langage, être initié à ces signes, lors même qu'on n'est pas du métier, c'est déjà un titre à leur bienveillance, c'est une preuve ou tout au moins une présomption qu'on fréquente *des amis*. Mais ces notions, plus précieuses dans quelques circonstances que celles de la franc-maçonnerie, ne sont pas un garant infaillible de sécurité, et sût-on l'argot comme un jeune lord dont je m'abstiens de décliner l'ignoble surnom, je conseillerais encore de ne pas s'y fier. Voici, au surplus, une petite aventure qui, je crois, montrera que je n'ai pas tort : je demande pardon au lecteur si je m'interromps encore pour conter, mais ce sera bientôt dit.

Le père Bailly, ancien guichetier de Sainte-Pélagie, avait, depuis quelque mois, troqué cet emploi contre celui de gardien au dépôt de mendicité de Saint-Denis. Le père Bailly était un vieillard qui aimait passablement le jus de la treille : au reste, quel geolier ne boit pas avec plaisir, surtout quand on l'y convie et que ce n'est pas lui qui paye? Depuis vingt-cinq ans qu'il était dans les prisons, le père Bailly avait vu bien des voleurs; il les connaissait presque tous, et tous l'*estimaient*, parce qu'il se montrait bon enfant : il ne les chagrinait pas trop. Pour ceux dont la bourse était résonnante, il était aux petits soins, petits soins de geolier; on sait ce que c'est.

Un jour le bon homme était venu à Paris afin d'y toucher une petite rente, qu'il s'était amassée du produit de ses économies : c'étaient les *subsidia senectutis*, la provision de la fourmi, la réserve pour la goutte matinale et le tabac de toute la journée. L'échéance était arrivée : le père Bailly reçut son argent, *deux cents francs*; il les tenait; mais allant et venant, il avait avalé quelques canons, de telle sorte qu'au moment de retourner à son poste, il était un peu gai; ce n'est pas un mal, cela donne des jambes. Aussi cheminait-il en belle humeur, heureux d'en avoir terminé à sa satisfaction, lorsque sous la porte Saint-Denis , deux de ses anciens pensionnaires l'accostent en lui frappant sur l'épaule « Eh! bonjour , père Bailly.

» (Se retournant) Bonjour mes enfants.

» Voulez-vous qu'il nous en coûte une » chopine , sur le pouce?

» Sur le pouce? volontiers, car je n'ai » pas le temps. »

On entre *Aux deux Boules.*

» Une chopine en trois, à huit, vite et » du bon.

» Eh bien! mes enfants, que faites-vous? » ça va-ti-bien? Y paraît que oui, car vous » *marquez* (vous avez l'air à votre aise).

» Pour ce qui est de ça, nous n'avons pas » à nous plaindre, depuis que nous sommes » *décarrés* (sortis) , le *zaffaires* vont assez » bien.

» J'en suis charmé, j'aime mieux vous » voir contents; mais prenez garde à retourner » *rue de la Clé,* c'est une fichue hôtel (il a vidé » son verre, et tend la main de l'adieu).

— » Quoi! déjà? nous ne nous voyons pas » si souvent; puisque vous voilà, nous redou- » blerons bien; allons, encore une chopine.

5.

— Non, non, ça sera pour une autre fois,
» je suis pressé, et puis, je suis là sur mes pattes.
» J'ai tant couru depuis ce matin ; savez-vous
» que j'ai devant moi un bon ruban, jusqu'à
» *Saint-Tenaille* (Saint-Denis).

— » Une minute de plus, une minute de
» moins, dit un des pensionnaires, ce n'est pas
» ça qui vous retardera. Nous allons nous asseoir
» dans la salle ; n'est-ce pas père Bailly?

— » Il n'y a pas moyen de vous refuser.
» Allons, je me laisse aller, mais qu'on nous
» serve promptement ; une chopine, pas plus,
» et je pars. Il n'y a pas de bon Dieu, il en
» pleuvrait, je file nette comme torchette.
» Voyez-vous, j'en fais le serment. »

La chopine se boit ; une troisième, une quatrième, une cinquième, une sixième s'écoulent,
et le père Bailly ne s'aperçoit pas qu'il est par-
jure. Enfin, il est ivre, complétement ivre :
« Il n'y a pas à dire, répète-t-il à tout bout
» de champ, il faut que je parte ; il se fait
» nuit ; ce n'est pas le tout, c'est que j'ai deux
» cents francs dans mon paquet ; si on allait
» me *servir* (voler) en route.

— » Qu'avez-vous peur? il n'y a pas un
» *grinche* qui voulût vous faire la sottise. On

» vous connaît trop brave pour cela. Le papa
» Bailly ! il peut passer partout, le papa Bailly.

— » Je sais bien, vous avez raison; si c'é=
» taient des *amis de Pantin*, je pourrais me
» faire reconnaître, mais des *pantres nouvelle=*
» *ment affranchis* (des paysans qui font leurs
» premières armes), j'aurais beau faire l'*ar=*
» çon ¹.

— » Il n'y a pas de danger; à votre santé,
» père Bailly.

— » A la vôtre : ah ça ! je ne m'ennuie pas,
» mais c'est cette fois que je m'en vais. Il n'y a
» plus de rémission. Bonsoir, portez – vous
» bien.

— » Vous le voulez, nous ne vous retenons
» plus. » Ils l'aident à placer sur son épaule
un bâton, à l'extrêmité duquel est attaché le
paquet qui contient le numéraire. Aussitôt le
père Bailly, qui en a sa charge, prend son
essor.

Le voilà dans le faubourg, papillonnant, tré=
buchant, voltigeant, roulant, gravitant, faisant

(1) L'*arçon* est un signe de reconnaissance qui correspond à ce
qu'on appelle *la grippe* en langage maçonnique ; il se fait en se cou-
pant verticalement la figure avec le pouce que l'on descend par le côté
du nez sur les lèvres. Ce simulacre est accompagné d'un crachement.

des terre-à-terre, et s'avançant pourtant, à force de zigs-zags. Tandis qu'il décrit ainsi des S, des Z et toutes les lettres bancroches de l'alphabet, les deux pensionnaires se consultent sur ce qu'ils feront : « Si tu étais de mon avis, dit l'un d'eux,
» nous lui prendrions ses deux cents *balles*, à ce
» vieux rat.

— » Parbleu, tu as raison, son argent vaut
» celui d'un autre.

— » Eh oui ! suivons-le.

— » Suivons-le »

Malgré ses tergiversations le père Bailly avait déja dépassé la barrière : toutefois ils ne tar= dèrent pas à l'apercevoir. Encore aux prises avec son vin, il marchait contre vents et marée ; il y avait du tangage, beaucoup de tangage, il chancelait, rétrogradait, obliquait, si bien qu'à le voir dans cet état, par humanité tous les cochers imaginaient de lui proposer une place dans leur coucou ; « Passe ton chemin, manne= » quin, répondait à cette offre le gracieux porte= » clé : le père Bailly a bon pied, bon œil. »

Bien lui en eût pris d'être moins fier ; car en arrivant dans la plaine des Vertus, il se trouva dans un grand embarras. Qu'on se figure ce doyen de la geôle entre les griffes des deux vo=

leurs : le saisir à la gorge, et enlever le paquet, fut l'affaire d'un instant. En vain se démanche-t-il à faire le signe qui doit le sauver, *du maigre ! du maigre !* crie-t-il à tue tête, ce sont les mots de passe qu'il fait entendre ; il se nomme : *C'est le père Bailly !* mais il n'y a ni signe, ni mots, ni nom qui tiennent. « Il n'y a ni gras ni maigre, ripostent les voleurs en contrefaisant leur voix, il faut lâcher le *baluchon* (le paquet); et, en proférant ces paroles, ils disparaissent. » — «Elle est rude, celle-là, » murmure la victime, ils ne la porteront pas » en paradis. » Cette prophétique menace aurait pu s'accomplir; mais entre eux et la justice il y avait sur le cerveau du vieillard les vapeurs anti-mnémotechniques du Surêne, et sur cette hémisphère les épaisses ténèbres d'une nuit profonde. Le père Bailly est enterré; je reprends le fil de mon discours : attention !

Il serait impossible de classer les voleurs, s'ils ne s'étaient classés d'eux-mêmes. D'abord un individu obéit à son penchant pour la rapine; il dérobe à tort et à travers tout ce qui se présente : dans le principe c'est, comme dit le proverbe, *l'occasion qui fait le larron* ; mais le bon larron doit, au contraire, faire l'occasion, et ce n'est

que dans les prisons qu'il acquiert ce qui lui
manque pour atteindre une perfection semblable. Après avoir subi une ou deux petites cor-
rections , car point de commençant qui ne fasse
ce qu'on appelle une école , il connaît et on lui
fait connaître son aptitude ; alors , éclairé sur
ses moyens, il se détermine à adopter un genre,
et ne le quitte plus , à moins qu'il n'y soit
forcé.

Les voleurs d'extraction sont, pour la plupart,
Juifs ou Bohémiens ; encouragés par leurs parents, ils pratiquent en quelque sorte au ber-
ceau. A peine peuvent-ils faire usage de leurs
jambes , ils appliquent leurs mains à mal faire.
Ce sont de petits Spartiates , à qui du matin au soir on recommande de ne rien laisser
traîner. Leur vocation est marquée d'avance ;
ils suivront les errements de leur caste , les
guides et les leçons ne leur manqueront pas ;
mais il y a voleur et voleur ; afin de ne pas ignorer
leurs véritables dispositions, ils s'essayent dans
tous les genres ; et dès qu'ils ont découvert celui
dans lequel ils excellent , ils s'y fixent ; c'est un
parti pris ; ils ont embrassé une spécialité, ils
n'en sortent pas.

Depuis le déluge, il n'y a eu qu'un Voltaire,

c'était un homme universel. Depuis la création
du monde, il ne s'est peut-être pas trouvé parmi
les voleurs une seule tête encyclopédique : sauf
quelques exceptions, ils sont bien les êtres les
plus circonscrits, et par conséquent les moins
excentriques que je connaisse. En somme, chacun
se borne à cueillir des fruits sur la branche à laquelle il s'est attaché ; quand la branche ne fournit que médiocrement, on grapille ; quand elle
ne fournit plus, on passe à une autre, mais on
n'exploite pas deux branches à la fois ; peut-être
ne gagnerait-t-on rien à le faire, puis chaque
branche est un monopole, et des monopolistes,
quels qu'ils soient, sont trop jaloux de leurs
prérogatives pour souffrir les empiétements.
Quelques voleurs pourtant ont eu *deux cordes
à leur arc ; deux cornes à leur arbre*, dirait
certaine actrice de la Porte Saint-Martin : elle
aurait raison, ces privilégiés étaient ordinairement des gens mariés... Le mâle travaillait de
son côté, la femelle de l'autre, ou bien, pour
faire une bonne maison, d'un commun accord
on opérait la fusion des deux industries.

D'espèce à espèce, les voleurs ont de la morgue. L'escroc, qui est un homme du monde,
méprise le filou ; le filou, qui se borne à esca-

moter adroitement la montre ou la bourse, se
tient pour offensé, si on lui propose de dévaliser
une chambre; et celui qui fait usage de fausses
clés, pour s'introduire dans un appartement qui
n'est pas le sien, regarde comme infâme le métier de voleur de grands chemins. Jusque sur
l'échelle du crime, qu'il soit ou plus haut ou
plus bas, qu'il monte ou qu'il descende, l'homme
a sa vanité et son dédain : partout, dans les plus
abjectes conditions de la vie, pour que son moi
ne crève pas de dépit et d'humiliation, il a besoin
de se persuader qu'il vaut mieux que ce qui est
ou devant ou derrière lui. Afin de s'enorgueillir
encore, il ne réfléchit du monde extérieur que
la portion la plus infime, celle-là du moins ne
lui fait pas honte; il est plongé dans la fange,
mais s'il élève son front au-dessus du bourbier,
s'il croit voir plus bas que lui, il s'imagine
qu'il plane, qu'il domine; il y a de la joie pour
son cœur. Voilà pourquoi tous les coquins qui
n'ont pas franchi cette moyenne région de la per-
versité, où la probité n'existe plus que comme
une réminiscence, ont tous l'orgueil d'être moins
criminels les uns que les autres : voilà pourquoi,
au-delà de cette région, c'est, au contraire, à
qui fera parade du plus haut degré de scéléra-

tesse : voilà pourquoi enfin, dans chaque espèce, même en deçà de la région moyenne, où l'on pèse le plus ou moins de déshonneur, il n'est pas un fripon qui n'aspire à être le premier dans son genre, c'est-à-dire le plus adroit, le plus heureux, ou, ce qui revient au même, le plus coquin.

Il est bien entendu que je ne parle ici que des voleurs profès, qui sont les cosaques réguliers de notre civilisation. Quant au paysan qui vole une gerbe, au savetier qui fait de la fausse monnaie, au notaire qui se prête à un stellionnat, ou écrit un testament sous la dictée d'un mort, ce sont là des cosaques irréguliers, de purs ac= cidents, qui ne peuvent avoir leur place dans une classification. Il en est de même des auteurs isolés de tous ces attentats auxquels peut pous= ser l'effervescence des passions, la haine, la colère, la jalousie, l'amour, la cupidité et les rages d'une dépravation frénétique. Les assas= sins de profession sont les seuls dont j'aie à m'occuper en décrivant ces catégories, mais auparavant je vais faire comparaître les espèces dont les mœurs sont plus douces... La séance est ouverte, qu'on amène les *cambrioleurs.*

CHAPITRE XLVII.

LES CAMBRIOLEURS.

Le costume de ville. — La chique en permanence. — Les maisons sans portier. — Curiosité des locataires. — Les chercheurs de sage-femmes. — Les gilets et les cravattes. — Le trophée d'a= mour. — Force *cuirs*. — Les panniers et les hottes. — Nouveaux visages. — Tremblez le dimanche. — Bons conseils. — Prenez un bâton. — Les maisons à portier. — Payez vos gardiens. — *Cam= brioleurs à la flan*. — Le feu d'artifice et le bouquet. — Les *caroubleurs*. — Petite liste de gens dont il faut se méfier. — Les indicateurs. — Les *nourrisseurs*. — Cachez les rentrées. — Les voisins perfides. — O le brave homme ! on te connait beau masque !

Les cambrioleurs sont les voleurs de cham= bres, soit à l'aide d'effraction, soit à l'aide de fausses clés. A la ville, c'est-à-dire hors de leurs occupations habituelles, il n'est pas très difficile de les reconnaître : ce sont pour la plupart des jeunes gens dont les plus âgés n'ont pas plus de trente ans : de dix-huit à trente, c'est le bon âge d'un cambrioleur. Presque toujours ils sont vêtus assez proprement ; mais quel que soit leur costume, qu'ils aient adopté la veste, la redingotte ou l'habit, ils ne cessent jamais d'avoir l'air commun, et à la première vue on peut juger qu'ils ne sont pas des fils de famille. D'ordinaire ils ont les mains sales, et la présence d'une énorme chique qu'ils roulent sans cesse d'un côté de la bouche leur irrégularise la figure de la plus étrange façon. Rarement ils portent une canne, plus rarement encore ils mettent des gants, cela leur arrive pourtant quelquefois.

Les cambrioleurs ne tentent pas de dévaliser une chambre, avant de s'être plus ou moins initiés aux habitudes de la personne qui l'occupe : ils ont besoin de savoir quand elle sera absente, et si chez elle il y a du butin à faire. Les maisons sans portier sont les plus favorables à leurs entreprises ; lorsqu'ils préméditent un coup, ils y vont par trois ou par quatre, qui s'introduisent, et montent successivement. L'un d'eux frappe aux portes, afin de s'assurer s'il y a quelqu'un. Si l'on ne répond pas c'est bon signe, on se dispose à opérer, et aussitôt pour se mettre en garde contre une surprise, pendant que l'on fait sauter la gache, ou jouer le ros-signol, un des associés va se poster à l'étage su-périeur, et un second à l'étage au-dessous.

Tandis que l'on procède à l'ouverture, il peut se faire qu'un locataire monte ou descende, et qu'il soit assez curieux pour s'enquérir de ce que font dans l'escalier des individus qu'il ne connaît pas. Alors on lui répond que l'on va aux lieux d'aisances, ou bien on demande un nom en l'air; souvent on cherche une blanchis-seuse, une garde - malade, un cordonnier, une sage-femme nouvellement enménagée. Il est à remarquer que, dans ce cas, le voleur in-terrogé balbutie plutôt qu'il ne parle; qu'il évite de regarder en face l'interrogateur, et que, pressé de lui livrer passage, afin de faire le plus de place possible il se range contre le mur, en tournant le dos à la rampe.

Une particularité assez étrange, c'est que quand un cambrioleur en renom a adopté un genre de cravatte et de gilet, tous les confrères se modè-lent sur lui pour ces deux pièces du vêtement;

les couleurs voyantes, rouge, jaune, etc., sont
celles qu'ils affectionnent le plus. En 1814, j'ar=
rêtai une bande de vingt-deux voleurs, vingt
d'entre eux avaient des gilets de la même forme
et de la même étoffe ; il semblait qu'on les eût
taillés sur le même patron et levés dans la même
pièce. En général, les voleurs sont comme les
filles, il y a toujours sur eux quelque chose qui
décèle la profession : ils aiment beaucoup les
barriolages, et quelque soin qu'ils prennent
pour singer les gens comme il faut, la tour=
nure la plus distinguée qu'ils puissent se donner est celle d'ouvriers endimanchés. Il en est
bien peu qui n'aient pas les oreilles percées : les
petits anneaux et le collier en cheveux, avec
garniture en or, sont presque des ornements
obligés de leur toilette ; le collier est placé d'une
manière apparente sur le gilet ; c'est toujours
un trophée d'amour, on en fait parade ! Le cha=
peau velu, dont une moitié des poils est relevée
et l'autre couchée, leur plaît infiniment : je ne
parle ici que des voleurs qui sont fidèles aux tra=
ditions du métier ; quant à ceux qui s'en écartent,
on pourra les deviner à des manières dans les=
quelles il y a je ne sais quoi de contraint qui
ne se remarque pas dans l'honnête homme : ce

n'est pas l'embarras de la timidité, c'est une
gêne résultant de l'appréhension de se trahir;
on voit qu'ils s'observent, et redoutent qu'on
ne les observe; parlent-ils, il y a dans leurs dis=
cours de la roideur, de l'entortillé, un apprêt
de langage qui devient quelquefois comique,
autant par l'abondance des fausses liaisons, que
par le burlesque de mots dont ils ignorent la
signification; ils ne causent pas, ils bavardent,
changeant sans cesse d'objet, s'avançant au hasard, rompant les chiens à tout moment, pro=
fitant de toutes les diversions pour aller d'un
propos à un autre, de toutes les occasions pour
détourner la vue.

Quelques cambrioleurs se font accompagner
dans leurs expéditions par des femmes, qui por=
tent des paniers ou des hottes de blanchisseu=
ses, dans lesquels on dépose les objets volés; la
présence d'une femme descendant un escalier
ou sortant d'une allée avec un attirail semblable,
est donc une circonstance à laquelle il importe
de faire attention, surtout si l'on croit voir
cette femme pour la première fois. Les fré=
quentes allées et venues d'individus que l'on
n'a pas l'habitude de voir dans un quartier,
dénotent presque toujours de mauvais desseins.

Les journées les plus productives pour les cambrioleurs sont ces beaux dimanches de l'été, durant lesquels la population laborieuse de Paris va goûter à la barrière les plaisirs de la campagne. Les cambrioleurs seront réduits aux abois aussitôt qu'on le voudra . que les personnes qui habitent une maison sans portier, ne s'absentent plus sans laisser quelqu'un au logis ; que les locataires renoncent enfin à un fatal système d'isolement qui n'est favorable qu'aux malfaiteurs ; qu'ils se regardent comme des cointéressés, et que le voisin veille pour le voisin ; que tout étranger qui entre, sort, monte ou descend, soit tenu pour suspect, pressé de s'expliquer sur le motif de sa présence, et s'il montre la moindre hésitation, retenu jusqu'à ce qu'on ait acquis la certitude qu'aucun vol n'a été commis ; que tout locataire à qui l'apparition d'un inconnu a inspiré de la défiance, avertisse sur-le-champ les autres locataires, afin qu'ils se tiennent sur leurs gardes ; que celui chez qui l'on a sonné ou frappé, pour demander un nom en l'air, ne se contente plus de refermer sa porte avec mauvaise humeur, qu'il suive des yeux le demandeur, et ne le perde pas de vue avant de s'être assuré qu'il est sorti ;

que le demandeur, s'il s'est introduit sans avoir
frappé ni sonné, ou sans avoir attendu qu'on lui
ait ouvert, soit traité comme un mal intentionné
et toujours éconduit brutalement : dans ce cas,
l'emploi du bâton est un à propos.

Souhaitez-vous dérouter les *cambrioleurs* ?
ayez toujours la clé de votre appartement dans
un lieu sûr ; ne la laissez jamais sur votre porte,
soit à l'extérieur, soit à l'intérieur. Sortez-
vous ? ne l'accrochez nulle part ; ne la prêtez
à personne pour quelque motif que ce soit,
fût-ce même pour arrêter un saignement de nez.
Si vous êtes obligé d'être quelque temps hors
de chez vous, imaginez une cachette où vous
déposerez ce que vous avez de plus précieux ;
l'endroit le plus en vue est souvent celui où
l'on ne s'avise pas de chercher. Je voudrais bien
mettre le lecteur sur la voie, mais je crains
de fournir des indications aux voleurs. Il est
prudent de n'avoir pas toujours la même cachette.

Avez-vous pris les précautions que je viens
de prescrire, vous n'aurez rien de mieux à
faire que de laisser toutes vos clés sur vos
meubles. Si les voleurs viennent, vous leur
épargnerez ainsi la peine d'une effraction, et à

vous des frais considérables. S'il y a des secrets dans vos secrétaires, dans vos armoires, ouvrez-les, autrement vous vous exposerez aux ravages du *Monseigneur*, de la terrible *pince*, à laquelle aucune combinaison de serrure ne résiste. Ouvrez, ouvrez, mais cachez, c'est là le grand point pour ne pas être volé.

Les maisons à portiers seraient complétement à l'abri de l'espèce de vol que je signale, si les portiers étaient plus occupés de remplir leurs devoirs, que de faire des commérages sur les gens qui les paient; mais les portiers sont une terrible engeance : d'abord ils sont pourvus de toutes les curiosités inutiles, et même dangereuses; trompettes de toutes les médisances et de toutes les calomnies, conjectureurs à l'excès, rapporteurs et bavards, ils ne s'inquiètent que des circonstances vraies ou fausses, qui peuvent tourner au profit de leur manie de dénigrer. Aussi, quand on a besoin de tromper leur vigilance, est-il très facile de les distraire ou de les éloigner de leur loge. J'ai souvent songé au moyen de rendre les portiers exclusivement attentifs à ce qui les regarde; ce moyen, je crois l'avoir trouvé : ce serait d'abord de les rétribuer plus largement qu'ils ne le sont, ensuite d'exi-

6.

ger d'eux un cautionnement qui, hors les cas
d'escalade et quelques autres, répondrait des vols
commis dans la maison dont ils sont les gardiens.

Je reviens aux cambrioleurs, dont il existe
deux variétés bien distinctes ; la première est
celle des *cambrioleurs à la flan* (voleurs de
chambres au hasard), qui s'introduisent dans
les maisons, sans avoir auparavant jeté leur
dévolu. Ces improvisateurs sont ceux qui vont
frappant de porte en porte ; ils ne sont sûrs de
rien, où il y a, ils prennent, où il n'y a pas, le
voleur perd ses droits. Le métier de *cambrioleur à la flan* est très chanceux, sans être très
lucratif ; les trois quarts du temps, le jeu n'en
vaut pas la chandelle. Ils vivent aux dépens des
amateurs du dimanche, de toutes les fêtes et
réjouissances possibles ; et tandis que pour se
délasser de ses labeurs de la semaine, l'honnête
industriel entouré de sa petite famille, va voir
la joûte sur l'eau, les distributions de comesti-
bles, le feu d'artifice, ou qu'il se rend aux admi-
rables représentations du *Forçat, de la Fausse-
Clé, de la Pie voleuse ;* tandis que le bouquet
lui paraît ravissant ou que des brigands pour
rire excitent son enthousiasme, chez lui des
brigands plus réels font leurs petites affaires,

et après les joies de la journée, c'est à la maison que l'attend le bouquet véritable.

La seconde variété de cambrioleurs est celle des *caroubleurs* : ceux-ci ne s'aventurent pas ; comme ils ont des intelligences avec les domestiques, avec les frotteurs, cardeurs et cardeuses de matelas, peintres, colleurs de papiers, tapissiers, ils connaissent parfaitement les endroits qui peuvent leur offrir des ressources, aussi vont-ils droit au but. Munis qu'ils sont des renseignements les plus précis, et des indications les plus exactes, ils ne se trompent jamais. La plupart du temps ils se servent de fausses clés qu'ils fabriquent sur les empreintes qui leur sont données par les indicateurs, leurs complices.

La troisième variété est celle des *nourrisseurs*, que l'on a appelés ainsi parce qu'ils *nourrissent des affaires*; nourrir une affaire, c'est l'avoir en perspective, en attendant le moment propice pour l'exécution. Les nourrisseurs préméditent leurs coups de longue main, et ne se hasardent pas à cueillir la poire avant qu'elle ne soit mûre. Quand ils ont une affaire en vue, qu'ils l'aient eux-mêmes découverte ou qu'on la leur ait donnée, ils n'agissent qu'avec la certitude qu'ils ne feront pas *chou-blanc*. S'ils se proposent d'opérer sur un rentier, ils savent à quelle époque il touchera son revenu : s'ils ont résolu de faire une descente chez un commerçant en détail, ils choisissent, pour rendre visite à sa caisse, les fins de mois ou les premiers jours de janvier. Sur chaque état ils ont des données positives, du moins en ce qui touche les rentrées.

Les nourrisseurs sont ordinairement des hommes d'un âge mûr; leur mise, sans être précisément élégante, annonce l'aisance. Ils sont insinuants et habiles à se ménager l'accès des maisons où ils veulent effectuer une capture; lorsqu'il y a beaucoup de locataires, ils forment des accointances avec un cordonnier, une blanchisseuse ou tout autre ouvrier, près de qui ils viennent faire la conversation. L'ouvrier ne se doute de rien, seulement le besoin de le voir est le prétexte des allées et des venues.

Il est des nourrisseurs qui, ayant projeté de commettre un vol dans une maison, y louent un appartement; alors ils ne se pressent pas, et l'occasion fût-elle belle, ils ne tentent rien avant de s'être acquis dans leur nouveau voisinage la considération nécessaire pour écarter les soupçons. Ils sont d'une obligeance et d'une politesse rares, ils ne prennent rien à crédit, le terme est payé rubis sur l'ongle ; s'il se fait du bruit, ce n'est jamais chez eux, ils rentrent et se couchent de bonne heure : leur conduite est des plus régulières ; au besoin même, et presque toujours, ils affichent de la dévotion ; la mère et les enfants, s'il y en a, vont à la messe ; par tout pays la dévotion est un masque, mais à Paris plus qu'ailleurs, elle cache trop souvent de mauvais desseins.

Plusieurs mois s'écoulent ; enfin vient le moment où la réputation est établie, le nourrisseur a eu le loisir de prendre ses mesures ; il opère, et tout pour un jour on apprend qu'un des locataires, si ce n'est le propriétaire lui-même, a été dépossédé de ses effets les plus précieux. La rumeur est grande ; chacun s'indigne, chacun s'étonne, il faut que le voleur connaisse les êtres ; le cambrioleur est le premier à le dire. Comme il n'a pas manqué de faire disparaître les objets volés, et qu'il est bien sûr qu'on ne les trouvera pas, il conseille, il provoque une perquisition générale. Au prochain terme il déménage, et l'on en est fâché, c'était un si brave homme !

CHAPITRE XLVIII.

Le point de mire! — Deux fameux. — L'écriteau. — Trop parler nuit. — Le danger d'une mémoire locale. — Une erreur juridique. — M. Delaveau et M. de Belleyme ou le génie du mal et le génie du bien. — Horrible conséquences. — Une réputation vaut l'autre. — Il est un milieu.

A en juger par la multitude des vols dont on ne peut découvrir les auteurs, on est d'abord induit à penser que le nombre des locataires de l'espèce dont il est parlé au chapitre précédent est assez considérable, et ensuite qu'il est très difficile de les convaincre. Cependant, tel qui n'est pas découvert aujourd'hui, peut l'être demain, et tôt ou tard l'impunité à son terme. Il dépendrait de moi de rapporter mille faits qui le prouvent : je me borne au suivant.

M. Tardif, notaire, au coin de la rue de la Vieil-
le-Draperie, était depuis long-temps le point de
mire d'une bande de voleurs, dont faisaient partie
les nommés *Baudry* et *Robé*, cambrioleurs des
plus fameux. Ces derniers, en passant un matin
devant la demeure du notaire, aperçoivent un
écriteau : ils le lisent ; une chambre est à louer,
elle leur convient ; mais elle n'est pas assez
propre. Un papier neuf est indispensable, et les
boiseries ont besoin d'être repeintes : à qui con-
fiera-t-on le soin de cette restauration si nécessaire ? Un jeune peintre a travaillé dans les
appartements du notaire ; c'est lui que l'on va
chercher, et tandis qu'il procède au collage, ou
qu'il barbouille les croisées, on le fait causer.
Malheureusement il est pourvu d'une mémoire
des plus locales ; il n'y a pas chez M. Tardif une
distribution dont il ne se souvienne, un coin ou
un recoin dont la destination lui ait échappé,
un meuble dont il n'ait remarqué l'emplace-
ment ou reconnu l'usage. Sans y voir plus loin,
il fournit toutes ces indications. Six semaines
après, M. Tardif est volé. Quels sont les coupables ? on n'en sait rien ; à peine ose-t-on former
des conjectures ; mais on n'est jamais trahi que
par les siens : un des voleurs, après avoir eu sa

part du vol, vend ses complices ; tous sont arrêtés et condamnés : ils méritaient leur sort, et
la sentence, portée contre eux, n'aurait été que
juste, si elle n'eût aussi frappé le jeune peintre,
dont les indiscrétions n'étaient tout au plus
qu'une imprudence. Il en eut pour quatorze ans
de fers, qu'il a subis au bagne de Brest.

Libéré depuis, cet homme, que je ne nom-
merai pas, bien qu'il faille le proclamer innocent, habite aujourd'hui Paris. Chef d'un
établissement qu'il fait prospérer, excellent citoyen, époux et père, il vit heureux ; et pourtant
peut s'en est fallu que l'injustice dont il avait
été victime, ne se soit prorogée par l'effet d'une
surveillance contraire au vœu du Code sous
l'empire duquel il avait été condamné. Cette
surveillance, je reçus l'ordre de l'exercer ; mais
je ne prêtai point mon ministère à cet abus de
pouvoir qui, sous mon successeur, a failli recevoir son accomplissement. Un si révoltant arbitraire pouvait convenir à M. Delavau, à qui
il était si agréable d'enchérir sur les sévérités
des lois ; sous M. de Belleyme, dont l'avéne-
ment à la préfecture a produit tant de bien, il
devait être proscrit, et il l'a été. La surveillance,
je saisirai toutes les occasions de le dire, est

une rigueur des plus déplorables, parce qu'elle est une perpétuelle note d'infamie. Je suppose que le libéré dont il est ici question, n'eût pas réussi à s'en affranchir, qu'en serait-il résulté ? D'abord il aurait été astreint à venir périodiquement se présenter à mon bureau, et ensuite à faire une fois par mois acte d'apparition chez le commissaire de police de son quartier, qui est son voisin. Dès lors les personnes qui en lui n'auraient pas deviné l'ancien forçat, auraient cru voir le mouchard en activité : une réputation vaut l'autre. Honni, méprisé, abandonné de tout le monde, il eût été réduit à mourir de faim, ou à se vouer au crime pour exister. Telles sont, pour un condamné, innocent ou coupable, les conséquences affreuses de l'état de surveillance; elles sont inévitables : je me trompe, entre la faim et l'échafaud il est un milieu......
le suicide.

CHAPITRE XLIX.

J'arrive de Brest. — La bonne femme. — La pitié n'est pas de l'amour. — Le premier repas. — Le beau-père. — L'arlequin et la persillade. — Les soupers de la rue Grenétat. — Ma cambrioleuse. — Je m'associe pour dévaliser un prêteur à la petite semaine. — Annette revient sur l'horizon. — Grande déconfiture. — Je tombe malade. — Un vol pour payer l'apothicaire. — Henriette paie les pots cassés. — Je la revois. — Un évadé. — Il se fait assister par la garde pour s'emparer du trésor de la police. — Soupçons injustes. — L'évadé est trahi. — Paroles mémorables. — Une réputation colossale. — Le chef-d'œuvre du genre. — Pends-toi, brave Crillon! — Allez en Angleterre, on vous pendra.

La maîtresse d'un voleur, nommé *Charpentier*, mais plus connu sous ces deux sobriquets, *La tache de vin* et les *Trumeaux*, avait été traduite avec lui, comme prévenue de vols à l'aide de fausses-clés. Quoique son amant dont elle était la complice eût été condamné aux

galères, faute de preuves, elle fut acquittée :
Henriette, ainsi se nommait cette femme, était
liée avec Rosalie *Dubust*; elle n'eût pas plutôt
recouvré sa liberté, qu'elle se l'associa pour
commettre des vols de chambres. Mais plusieurs
déclarations faites à la police ne tardèrent pas
à appeler son attention sur les deux amies.
Henriette restait rue du Grand – Hurléur; je
reçus l'ordre de la surveiller; je m'arrangeai
d'abord de manière à la connaître, et un jour
m'étant placé sur son passage, je l'accostai à sa
sortie :

« Tiens, lui dis-je, vous voilà, ça ne peut
» pas mieux se rencontrer, j'allais justement
» chez vous.

— » Mais je ne vous connais pas.

— » Vous ne vous rappelez pas que je vous
» ai vue avec Charpentier, à l'*Ile d'Amour?*

— » C'est possible.

— » Eh bien! j'arrive de Brest, votre homme
» vous fait des compliments; il aurait bien voulu
» venir vous rejoindre, mais le pauvre diable
» est *aux suspects*, et c'est plus que jamais
» difficile de s'évader.

— » Ah! mordié; je vous remets bien à pré=
» sent; je me souviens parfaitement que nous

» nous sommes aussi trouvés ensemble à La
» Chapelle, chez Duchesne, où nous étions à
» *licher* (godailler), avec des amis. »

Après cette reconnaissance, à laquelle il ne
manquait rien, je demandai à Henriette si elle
avait *quelque chose en vue* : elle me promit
monts et merveilles, et pour me prouver combien elle désirait m'être utile, elle voulut à toute
force que je m'installasse chez elle. L'offre de
partager son domicile était faite de si bon cœur,
que je ne pouvais que l'accepter. Henriette logeait dans un petit cabinet, dont tout l'ameu-
blement consistait en une seule chaise et un lit
de sangles, garni d'un matelas de bourre, dont
l'aspect était loin d'inviter au repos. Elle me
conduisit immédiatement dans ce réduit : « As-
» seyez-vous là, me dit-elle, je ne serai pas
» long-temps dehors; si quelqu'un frappe n'ou-
» vrez pas. » Elle ne tarda pas en effet à revenir:
je la vis entrer, portant d'une main une chopine, de l'autre deux paquets de couenne et une
livre de pain : c'était un triste régal qu'elle me
présentait; n'importe, je feignis de manger
avec appétit. Le repas terminé, elle m'annonça
qu'elle allait chercher le père de son homme, et
m'engagea à me coucher en attendant son re-

tour. Comme il fallait paraître avoir besoin de sommeil, je me jetai sur le grabat ; il était si dur, qu'il me sembla être sur un sac de clous. Deux heures après, arrive le père Charpentier ; il m'embrasse, pleure et me parle de son garçon : « Quand le reverrai-je ? s'écriait-il, et il pleurait » encore ». Mais quelque chagrin que l'on soit, il faut bien quelquefois essuyer ses larmes : le père Charpentier fit trève à sa douleur, pour me proposer de souper avec lui *au Sauvage*, à la barrière de la Villette : « Je vais aller prendre » de l'argent, dit-il, et nous partirons. »

Mais on n'a pas toujours sous la main l'argent que l'on va prendre. Le père Charpentier qui, sans doute, s'était fait illusion sur l'abondance des rentrées, ne reparut que le soir ; il accourait avec la modique somme de 3 fr. 5o cent., et un *arlequin* [1], qu'en passant il avait acheté au marché Saint-Jean. C'était au fond d'un mouchoir plein de tabac, qu'il avait placé cette dégoûtante macédoine ; il la déposa sur le pied du lit, en disant à Henriette : « Tiens, ma fille, les

---

[1] On appelle *arlequin* de petits tas de viandes mélangées, que l'on vend à la halle pour les chats, pour les chiens et pour les pauvres. Ce sont des débris recueillis sur les assiettes chez les restaurateurs et chez les riches.

» eaux sont basses aujourd'hui , nous n'irons
» pas à la barrière ; mais vas nous chercher deux
» litres à seize , un pain , deux sous d'huile et
» deux sous de vinaigre , pour faire une persil=
» lade (et en même temps il considérait avec
» sensualité son arlequin) ; il y a de fameuses
» tranches de bœuf là-dedans , observait-il ;
» allons , cours mon enfant , et reviens plus
» vîte. »

Henriette était ingambe, elle ne nous fit pas
languir. La vinaigrette fut bientôt apprêtée,
et j'eus l'air de m'en lécher les doigts. Quand on
revient *de là-bas*, on ne doit pas être si difficile,
aussi , pendant que nous consommions , le père
me disait-il : « Hé bien , mon ami, si t'en
» avais eu de pareil au pré, t'en aurais fait
» tes dimanches. »

Entre coquins de même bord , au bout d'un
quart d'heure on est intimes : avant de toucher
au second litre , j'étais avec Henriette et son
beau-père comme si nous ne nous fussions pas
quittés depuis dix ans : ce dernier était un vieux
vaurien , homme à tout faire, s'il eût encore été
capable d'agir. Je convins avec lui qu'il me met=
trait en relation *avec des amis*, et dès le lendemain on m'amena un nommé *Martinot* , dit

l'*Estomac de poulet*. Celui-ci aborda de suite la question, en me parlant d'une petite affaire qui pouvait contribuer à me remonter : « Ah ! » lui dis-je, je ne m'expose pas pour si peu ; je » veux que cela en vaille la peine.

— » En ce cas, répartit Martinot, j'ai ce qu'il » te faut ; mais ce ne sera que dans quelques » jours, les clés ne sont pas faites, sitôt que » nous serons maîtres, tu seras des nôtres, tu » peux y compter. »

Je remerciai Martinot, et il m'aboucha avec trois autres voleurs qui devaient opérer avec nous. Je commençais à être assez bien lancé ; toutefois, dans la crainte d'une rencontre qui aurait pu déconcerter mes projets, je me gardai de sortir avec ma nouvelle société. Je restais avec Henriette la plus grande partie de la journée, et le soir nous allions ensemble au coin de la rue Grenétat, chez un marchand de vin, où nous dépensions les trente sous qu'elle gagnait à faire des gants.

Annette pouvait me seconder dans l'intrigue où je m'étais embarqué ; résolu à lui donner un rôle, s'il en était besoin, j'allai secrètement l'avertir, et le soir, quand nous entrâmes au cabaret, nous aperçûmes, assise seule

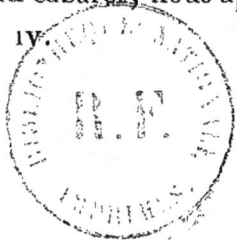

à une table, une femme qui était en train de sou=
per : c'était Annette ; je la regarde avec une sorte
de curiosité, elle fait de même ; je demande à
Henriette si elle connaît la personne qui nous
examine si attentivement : « Je ne le présume
» pas, répond-elle.

   — » C'est donc à moi qu'elle en a ; j'ai quel=
» que idée de l'avoir vue, je ne saurais dire où. »
Afin de m'éclaircir j'aborde l'étrangère : « Par=
» don, madame, je crois avoir le plaisir de vous
» connaître.

   — » Ma foi, monsieur, je cherchais tout à
» l'heure dans ma tête... Voilà, disais-je en
» moi-même, une figure que j'ai vue quelque
» part. Avez-vous habité Rouen ?

   — » Dieu ! m'écriai-je, c'est vous, Joséphine,
» et votre homme ? ce cher Romain ?

   — » Hélas ! me dit-elle en sanglottant, il est
» *malade à Canelle* (il est arrêté à Caen).

   — » Y a-t-il long-temps ?

   — » Trois *marques* (trois mois) ; j'ai bien
» peur qu'il ne s'en relève pas de sitôt, *il a une*
» *fièvre chaude* (il est fortement compromis);
» et vous ? Il paraît que vous *êtes guéri* (que
» vous êtes libre) ?

— » Oui, guéri, mais qui sait si je ne re=
» tomberai pas bientôt?

— » Il faut espérer que non. »

Henriette est enchantée des bonnes façons de
la dame ; elle veut en faire sa compagnie. Enfin,
nous nous convenons si bien, les uns les autres,
que désormais nous serons unis comme les doigts
de la main : ce sera trois têtes dans le même
bonnet, ou plutôt trois corps dans la même che=
mise. La prétendue Joséphine, à la suite d'une
histoire si touchante que Henriette en fut atten=
drie, nous apprit qu'elle logeait dans une mai=
son garnie de la rue Guérin - Boisseau. Après
que nous eûmes fait l'échange de nos adresses,
elle me dit : « Ah ça ! écoutez, vous savez que
» dans le temps vous avez obligé mon homme
» d'une pièce de vingt francs, il est juste que
» je vous la remette. » Je fis quelque difficulté
de prendre les vingt francs, cependant je cédai,
et dès ce moment Henriette, que le procédé
touchait encore plus que l'histoire, entra en
grande conversation avec l'honnête moitié de
mon ami : l'entretien roulait sur moi : « Tel que
» vous le voyez, madame, disait, en me dési=
» gnant, la ci-devant épouse de Charpentier,
» je ne le changerais pas contre un autre, quand

7.

» il serait dix fois plus beau. C'est mon pauvre
» lapin : voilà pourtant dix ans que nous som-
» mes ensemble, croiriez-vous que nous n'a-
» vons jamais eu le moindre mot ? »

Annette se prêtait admirablement à cette
comédie. Chaque soir, elle était exacte au rendez-
vous, et nous soupions en commun. Enfin vient
le moment d'accomplir le vol à l'exécution duquel je dois concourir. Tout est disposé, Martinot et ses amis sont prêts : c'est la chambre
d'un prêteur d'argent à la petite semaine, que
l'on a projeté de dévaliser ; on m'a indiqué sa
demeure, c'est rue Montorgueil ; je sais à quelle
heure on s'introduira. Je donne à Annette les
instructions nécessaires pour qu'elle puisse avertir la police, et afin d'être sûr qu'on ne fera rien
sans moi, je ne quitte plus ni mes amis, ni ma
chère Henriette.

Nous partons pour l'expédition. Martinot
monte, ouvre la porte, et redescend : « Il n'y a
» plus qu'à entrer, » dit-il, et tandis que je
reste avec lui à faire le guet, ses compagnons
courent butiner, pour notre compte et le leur,
aux dépens de l'usurier. Mais des agents
les suivent de près ; je les aperçois, et dans cet
instant je m'arrange pour donner à Martinot

une distraction qui lui fasse tourner la tête d'un autre côté. Les trois voleurs surpris pendant qu'ils brisent les meubles, jettent un cri, et nous prenons la fuite. Martinot ayant emporté les clefs, ses compagnons échappaient ainsi à la peine des fers, car il était probable que, suivant leur coutume, ils allégueraient qu'ils avaient trouvé la porte ouverte : il importait donc, non-seulement de faire arrêter Martinot nanti des clefs, mais encore d'établir ses relations avec les coupables qu'on avait saisis. Ce fut surtout pour parvenir à ce résultat, qu'Annette me fut de la plus grande utilité. Martinot fut enlevé avec toutes les pièces de conviction désirables, sans qu'Henriette se doutât de rien ; seulement elle trouva que j'étais très heureux, et ce fut un titre de plus à son amour. Quand le senti- ment que je lui inspirais fut dans toute sa force, j'eus, pour le mettre à l'épreuve, une maladie de commande. Je ne pouvais recouvrer la santé qu'en prenant des médicaments dont le prix n'était pas en proportion avec nos facultés pé- cuniaires. Henriette voulut absolument me les procurer, et à cette intention elle prémédita un petit vol de chambre, dont elle me fit la confidence. Rosalie Dubust devait l'assister :

le vol fut tenté ; il y eut commencement d'exé=
cution. Mais j'avais éventé la mèche, Henriette
et son amie subirent les conséquences du flagrant délit : toutes deux furent condamnées à
dix ans de travaux forcés. A l'expiration de sa
peine, Henriette venait en surveillance chez
moi ; elle avait bien quelques droits à m'adres=
ser des reproches, jamais elle ne le fit.

Henriette, Rosalie Dubust et Martinot étaient
de pauvres cambrioleurs ; mais il est, dans le
même genre, des voleurs d'une effronterie qui
passe toute croyance : celle du nommé Beau=
mont tient presque du merveilleux. Évadé du
bagne de Rochefort, où il devait passer douze
années de sa vie, il arrive à Paris ; à peine de
retour dans cette ville où il avait déjà exercé,
pour se remettre la main, il commet quelques
vols de peu de valeur ; et quand, par ces escar=
mouches, il a préludé à des exploits plus dignes
de son ancienne renommée, il conçoit le projet
de voler un trésor. On n'imaginerait jamais
quel était ce trésor ! celui du *Bureau central*,
aujourd'hui la préfecture de police ! ! ! Il était
déjà passablement difficile de se procurer les
empreintes des clefs, il parvint à vaincre cette
première difficulté, et bientôt il eut en son pou=

voir tous les moyens d'ouvrir ; mais ouvrir ce
n'était rien, il fallait ouvrir sans être aperçu,
s'introduire sans crainte d'être troublé, opérer
sans témoins, et sortir librement. Beaumont,
qui a mesuré toute la grandeur des obstacles,
ne s'en effraie pas. Il a remarqué que le cabinet
du chef de la sûreté, M. Henri, est tout près
de l'endroit où il se propose de pénétrer ; il
épie l'instant propice, il voudrait bien qu'une
circonstance éloignât pour quelque temps un si
dangereux voisin ; il est servi à souhait. Un
matin M. Henri est obligé de sortir ; Beaumont,
sûr qu'il ne rentrera pas de la journée, court
chez lui, revêt un habit noir ; et dans ce
costume qui, à cette époque, annonçait toujours
ou un magistrat ou un fonctionnaire public, il
se présente au poste préposé à la garde du *Bu=
reau central*. Le chef, à qui il s'adresse, sup=
pose que c'est au moins un commissaire ; sur
l'invitation de Beaumont, il lui donne un soldat,
et celui-ci posé en sentinelle à l'entrée du cou=
loir qui conduit au dépôt, reçoit la consigne de
ne laisser passer personne. On ne pouvait trou=
ver un meilleur expédient pour se mettre à l'abri
d'une surprise : aussi Beaumont, au milieu d'une
foule d'objets précieux, put-il à loisir, et en

pleine sécurité , faire choix de ce qui était à sa
convenance : montres , bijoux , diamants , pierreries , il s'adjugea tout ce qui avait le plus de
valeur , tout ce qui était le plus portatif , et dès
qu'il eut achevé sa pacotille , il congédia le fac-
tionnaire et disparut.

Ce vol ne pouvait être long-temps ignoré;
dès le jour suivant, on s'en aperçut. Le tonnerre
fût tombé sur la police, qu'elle eût été moins
bouleversée qu'à la nouvelle de cet événement :
pénétrer jusque dans le sanctuaire des saints! Le
fait paraissait si extraordinaire qu'on le révoquait
en doute. Pourtant il était évident qu'un vol
avait eu lieu ; à qui l'attribuer? Tous les soupçons planaient sur des employés, tantôt sur l'un
tantôt sur l'autre, lorsque Beaumont, trahi par
un de ses amis , fut arrêté et condamné une seconde fois. Le vol qu'il avait commis pouvait
être évalué à quelques centaines de mille francs,
on en retrouva sur lui la plus grande partie :
« Il y avait là, disait-il; de quoi devenir hon-
» nête homme. Je le serais devenu : c'est si aisé
» quand on est riche : pourtant , combien de ri-
» ches ne sont que des coquins! » Ces paroles
furent les seules qu'il proféra, lorsqu'on se saisit
de sa personne. Cet étonnant voleur fut conduit à

Brest, où, à la suite d'une demi douzaine d'évasions qui n'avaient abouti qu'à le faire serrer de plus près, il est mort dans un affreux état d'épuisement.

Beaumont jouissait parmi les voleurs d'une réputation colossale ; et aujourd'hui encore, lorsqu'un fanfaron se vante de ses hauts-faits : « Tais-toi donc, lui dit-on, tu n'es pas digne de dénouer les cordons des souliers de Beaumont. » En effet, avoir volé la police, n'était-ce pas le comble de l'adresse? Un vol de cette espèce n'est-il pas le chef-d'œuvre du genre, et peut-il se faire qu'aux yeux des amateurs, son auteur ne soit pas un héros ? qui oserait se comparer à lui? Beaumont avait volé la police !!! Pends-toi brave Crillon ! pends-toi Coignard, pendez-vous Pertruisard, pendez-vous Collet, près de lui vous n'êtes que de la Saint-Jean. Qu'est-ce d'avoir volé des états de service, de s'être emparé du trésor de l'armée du Rhin, d'avoir enlevé la caisse d'une mission? Beaumont avait volé la Police, pendez-vous, sinon allez en Angleterre..... on vous pendra.

CHAPITRE I.

Un des plus adroits cambrioleurs était le nommé *Lepetit Godet*, dit *Marquis*, dit *Durand*, dit *Capdeville;* ce serait à n'en plus finir, si je voulais consigner ici tous les noms et toutes les qualités qu'il a pris dans le cours de sa longue carrière, il fut tour à tour négociant, armateur,

émigré, rentier, etc. Après avoir joué un des
principaux rôles dans les bandes qui infestèrent
si long-temps le midi de la France, il s'était ré=
fugié à Rouen, lorsque par suite d'un vol qui
lui fut imputé, il fut reconnu et condamné à
perpétuité. C'était la septième ou huitième ré=
cidive dont il était convaincu. Capdeville avait
pour affidés principaux, trois autres voleurs :
Delsouc, Fiancette et *Colonge*, dont les noms
méritent d'être cités dans l'histoire générale des
larrons. Il avait débuté fort jeune dans le mé=
tier, et presque sexagénaire il l'exerçait encore.
C'était alors un homme respectable : gros ventre,
bonne face, usage du monde, rien ne lui man=
quait pour inspirer de la confiance à la première
vue ; il avait en outre du tact, et connaissait fort
bien la puissance de l'habit : pour dire que sa
mise était celle d'un traitant ou d'un ex-four=
nisseur, il faudrait que je n'eusse pas vu l'il=
lustre M. Séguin dans toute la simplicité de son
costume. Afin de n'induire personne en erreur,
je renonce donc à la comparaison, et j'imagine
qu'on me comprendra quand j'aurai raconté
que ce rusé coquin avait toutes les apparences
rassurantes de ces particuliers dont le vêtement
cossu fait présumer qu'ils ont du foin dans leurs

bottes. Peu de cambrioleurs furent plus entreprenants et doués de plus de persévérance : un jour il lui vint à l'idée de voler une riche veuve qui demeurait à Saint-Germain-en-Laye, rue du *Poteau-Juré* : d'abord il explore les approches de la place, et cherche vainement à s'y introduire. Il excellait à fabriquer les fausses clés; mais les fausses clés ne se font pas au hasard, et il ne peut même parvenir à se procurer l'ombre d'une empreinte. Deux mois se passent en tentatives infructueuses : tout autre que Capdeville abandonnerait une entreprise qui présente tant de difficultés ; Capdeville s'est dit : je réussirai, et il ne veut pas en avoir le démenti. Une maison contiguë à celle de la veuve est occupée par un locataire, il projette de faire expulser celui-ci, et il manœuvre si bien, que bientôt il est installé à sa place. Monsieur *Fierval* est le nouveau voisin de la veuve : peste! se dit-on dans l'endroit, ce n'est pas comme son prédécesseur, il est magnifiquement meublé, l'on voit bien que c'est quelqu'un comme il faut. Il y avait environ trois semaines qu'il était emménagé, lorsque la voisine, qui n'avait pas pris l'air depuis long-temps, se proposa de faire une petite promenade : elle va dans le parc, accompagnée de Marie, sa fidèle do=

mestique ; près de terminer cette excursion pas=
torale, elle est accostée par un étranger qui, dans
l'attirail d'un disciple des Linné et des Tour=
nefort, l'aborde, tenant d'une main son chapeau
et de l'autre une plante.

« Vous voyez devant vous , madame , un
» amant de la nature , de cette belle nature
» dont furent éprises toutes les ames nobles et
» tendres ; la botanique : voilà ma passion , elle
» fut aussi celle du sensible Jean - Jacques ,
» du vertueux Bernardin de Saint - Pierre.
» A l'exemple de ces grands philosophes, je
» cherche des simples , et si je ne me trompe
» je serai assez heureux pour en rencontrer
» dans ce canton de bien précieuses; ah ! ma=
» dame , il serait à désirer pour le bien de l'hu=
» manité , que tout le monde connût les vertus
» de celle-ci. Connaissez-vous cette herbe ?

— » Ma foi, monsieur, elle n'est pas très rare
» dans les environs ; mais je vous avouerai mon
» ignorance : je ne sais ni son nom ni ses pro=
» priétés.

— » Elle n'est pas très rare? dites-vous, ô
» fortuné pays ! elle n'est pas très rare! Seriez-
» vous assez bonne pour m'indiquer les endroits
» où elle croît le plus abondamment?

— » Volontiers, monsieur; mais à quoi sert
» cette herbe, s'il vous plaît?

— » A quoi, madame : à tout, c'est un vrai
» trésor, une panacée universelle; avec cette
» herbe, on n'a plus que faire des médecins :
» prise en décoction, sa racine purifie la masse
» du sang, chasse les mauvaises humeurs, fa=
» vorise la circulation, dissipe la mélancolie,
» donne de la souplesse aux membres, du jeu
» aux muscles, et guérit toutes les maladies
» jusqu'à cent ans... En infusion, sa tige fait
» merveille; un paquet dans une baignoire et
» continuez-en l'usage, vous aurez découvert la
» fontaine de Jouvence; sa feuille sur une plaie
» la cicatrise à l'instant.

— » Et sa fleur?

— » Ah sa fleur! c'est bien ici le cas de bénir
» la Providence; si les femmes savaient : c'est
» une fleur de virginité, avec elle il n'est plus
» de veuves.

— » Elle me ferait retrouver un mari.

— » Mieux que cela, madame : ce serait
» comme si vous n'en aviez jamais eu; une
» pincée, deux pincées, trois pincées, il n'y
» paraît plus.

— » Oh! l'admirable fleur.

— » Vous avez bien raison de l'appeler ad=
» mirable; mais ajoutez qu'on peut en com=
» poser un filtre des plus puissants contre
» l'indifférence en matière de mariage.

— » Vous ne plaisantez pas?

— » Non, madame, Dieu m'en garde! lotion
» d'un côté, breuvage de l'autre, tout le secret
» est dans le mode de préparation et la manière
» de s'en servir...

— » Peut-être y aurait-il de l'indiscrétion à
» vous demander votre recette?

— » Du tout, madame, demandez, je me
» ferai un plaisir de vous la communiquer.

— » Ah! enseignez-moi d'abord le nom de
» cette simple intéressante?

— » Le nom, madame, c'est tout simple=
» ment la *toute bonne*, que nous appelons aussi
» la *bonne à tout*.

— » Marie, la bonne à tout, entends-tu? tu
» retiendras bien, la bonne à tout; si nous con=
» duisions monsieur au fond du parc, il me
» semble que là il y en a beaucoup.

— » Si ce n'était pas si loin, je vous mène=
» rais bien où il y en a davantage; il y en a,
» il y en a; c'est comme du chiendent, j'en ai
» à des fois ramassé des fameuses brassées; voyez

» un peu ce que c'est, quand on ne connaît
» pas : c'est p'têtre ça que les lapins... Mais
» monsieur ne voudra pas venir jusque-là?

— » J'irais au bout du monde, seulement je
» crains d'abuser de votre complaisance.

— » Ne craignez pas, monsieur, ne crai-
» gnez pas, j'en serai assez payée puisque vous
» consentez.

— Ah! oui, c'est juste; je n'y pensais pas. »

Marie guide le chercheur de simples qui,
chemin faisant, explique à madame comment
se font les infusions, les décoctions, les appli-
cations, les lotions et la sublime essence matri-
moniale : Enfin l'on arrive; jamais le botaniste
n'a vu, en si grande quantité, la plante dont il
vient de révéler les mérites ; il est transporté de
joie, d'enthousiasme, de plaisir, et quand il s'est
suffisamment extasié, il se met en devoir de
cueillir... Madame fait aussi ses provisions,
Marie en aura sa charge... On a herborisé de
si bon cœur, qu'en moins de vingt minutes la
pauvre fille ploie sous le fardeau, mais elle ne
s'en plaint pas; elle se propose même d'y revenir, car Marie n'a pas perdu un mot de la leçon
pharmaceutique, et elle n'est pas moins avide
d'expériences que sa maîtresse : trompée coup sur

coup par deux palfreniers des gardes, elle en fré=
quente un troisième pour le bon motif ; et puis
on parle de faire une Rosière à la prochaine fête
patronale, si le choix pouvait tomber sur elle !
Dans tous les cas, si Marie n'est pas couronnée ,
elle pourra, du moins sans rougir, se parer du
chapeau et faire le bonheur de son idéal , par
un hymen sans précédents. Cet espoir lui donne
des forces. Madame ne manque pas non plus de
courage : l'herborisation est promptement ter=
minée ; alors le botaniste et la veuve, se séparent
après avoir fait entre eux un échange de remer=
ciments. Le botaniste vole à de nouvelles décou-
vertes, et la Circé de Saint-Germain en Laye
regagne son manoir avec sa servante, fière pour
la première fois de porter une botte de foin,
pleine de beauté, de santé, de sagesse, de
charmes, d'enchantements, etc.

On rentre au logis. Une si longue course a ouvert l'appétit à Madame. « Vite ! vite, Marie,
» mettez le couvert, et dînons.

— » Mais, madame, il n'y a rien de prêt.

— » C'est égal , nous mangerons les restes.
» Servez le poulet d'hier avec les merlans de ce
» matin. »

Marie, qui n'est pas moins affamée que sa

Tome iv. 8

maîtresse, s'empresse d'exécuter ses ordres.
« Ah ! mon dieu ! mon dieu ! mon dieu !

— » Marie, ne criez donc pas comme cela,
» vous me faites des souleurs !

— » Ah ! madame.

— » Mais qu'avez-vous, Marie ? vous vous
» seriez cassé une jambe...

— » L'argenterie....

— » Eh bien ! l'argenterie.

— » Nous sommes volées.

— » Voilà votre tête.

— » Je vous jure ...

— » Taisez-vous, sans soin ! en lavant votre
» vaisselle, vous aurez laissé traîner un cou-
» vert : si je me lève, je parie que je vais mettre
» la main dessus.

— » Ah ! madame, ils ont tout pris.

— » Comment dites-vous ?

— » Est-il possible ! il n'y en a plus.

— » Il n'y en a plus ! Voyons un peu ce
» qu'elle prétend avec son..... il n'y en a plus.
» Vous êtes bien bête, ma pauvre Marie. »

En prononçant ces mots, la veuve se lève
impatientée, elle court au tiroir et pousse brusquement Marie. « Retirez-vous, pécore. Juste
» ciel ! ah ! quel malheur ! Oh ! les scélérats !

» oh ! les coquins ! oh ! les misérables ! Mais
» bougez-vous donc, Marie, bougez-vous donc !
» vous êtes là comme une momie. Allons, elle
» ne s'émouvera pas, la malheureuse ! Est-ce
» du lait qui coule dans vos veines ?

— » Mais, madame, que voulez-vous que
» je fasse ?

— » Ce sera encore une de vos gentillesses.
» J'ai beau vous recommander de fermer les
» portes ; tandis que vous aurez tourné les ta-
» lons, on sera entré dans la salle à manger.
» C'est cela ; à notre retour, le verrou de sûreté
» n'était-il pas mis comme à notre départ ? re-
» gardez, moi, si jamais on me vole, je ré-
» ponds que ce ne sera pas de ma faute : que
» j'aille, que je vienne, que j'entre, que je sorte,
» mes clefs ne me quittent pas : mais vous..!
» Six mille francs d'argenterie..... une belle
» journée que vous m'avez fait faire là. Je ne sais
» à quoi il tient que je vous... Tenez, ôtez-vous
» de devant mes yeux ; ôtez-vous, vous dis-je. »

Marie épouvantée, se sauve dans une pièce
voisine ; mais aussitôt revenant sur ses pas,
elle jette un cri. « Dieu ! votre chambre est
» forcée, le secrétaire est ouvert, tout est sens
» dessus dessous. »

8.

La veuve veut s'assurer si Marie ne se trompe
pas. La catastrophe n'est que trop réelle ; d'un
coup d'œil elle en a mesuré l'étendue. « Les
» monstres ! prononce-t-elle, je suis ruinée ! »
et elle s'évanouit.

Marie s'élance vers une croisée, elle appelle du
secours. « Au voleur ! à l'assassin ! à la garde !
» au feu ! » telles sont les paroles d'alerte dont
elle fait retentir la rue du Poteau. Les habitants,
les gendarmes, le commissaire envahissent la
maison ; du comble au rez-de-chaussée, on fait
une perquisition générale, et l'on ne trouve personne. Alors un des assistants fait la proposition
de descendre à la cave. « A la cave, à la cave, »
répète-t-on à l'unanimité. On allume les chan-
delles, et tandis que Marie prodigue des soins à
sa maîtresse, qui a enfin repris ses esprits, le
commissaire, précédé de ses éclaireurs, effectue
la descente proposée. On visite un premier caveau, rien ; un second, rien encore ; un troisième, celui-ci est contigu à la cave du voisin :
à terre sont quelques débris de platras ; on
avance, et dans le mur mitoyen on aperçoit.....
une ouverture assez grande pour donner passage
à un homme. Dès ce moment, tout est expliqué :
deux heures auparavant on a vu une voiture

stationner devant la porte du gros monsieur de Paris, c'est ainsi que l'on désigne Capdeville, qui, assure-t-on, est monté dans cet équipage, après y avoir fait placer une malle, qui semblait très lourde. Cette malle contenait l'or, l'argent, les bijoux et l'argenterie de la veuve; il y en avait pour une somme considérable. Capdeville ne reparut plus, et il ne fut pas possible de le join= dre; seulement, quelques jours après, on se pré= senta pour réclamer les meubles qui garnissaient son appartement : qui faisait cette réclamation? un envoyé de Capdeville? non : le tapissier qui avait vendu à crédit. On lui raconta l'histoire de la *toute bonne*.

La veuve, qu'il alla voir, lui montra sa botte de foin. « Ah ! dit-il, en considérant ce témoi= » gnage d'une mystification cruelle, je n'ai qu'un » regret.

— » Lequel?

— » C'est de ne pas en avoir mis quatre fois » plus dans ses fauteuils; mais on peut ouvrir » les canapés, si l'on y trouve un crin... »

De ce regret, il ressort une bien grande vé= rité, c'est que tous les chercheurs de simples ne sont pas dans le parc de Saint-Germain...Si nos chevaux ont la queue courte, la faute n'en est pas aux tapissiers de la rue de Cléry; s'ils ont les dents longues, c'est autre chose, ces mes= sieurs ont mis l'enchère sur les fourrages.

CHAPITRE LI.

Une tournée à Rouen. — Le dégoût du monde. — Fantaisies d'un
misantrope. — Le choix d'une solitude. — Les poètes et les
Ermites *nam secessum..... et otia quærunt.* — Projet d'excursion.
— Etrange scrupule. — L'amour du bien patrimonial. — Le
départ simulé. — Le danger de dîner à Paris. — Les empreintes
et les fausses clés. — Il ne revient pas. — A qui donc se fier?

Capdeville, après avoir dépouillé la veuve,
était allé à Rouen; mais il ne tarda pas à se
rapprocher de Paris. Toutefois, il n'y choisit pas
sa résidence; en proie à des chagrins domestiques, dégoûté du monde et de ses perfidies,
mécontent de sa santé, de lui-même et des autres, Capdeville est un misantrope qui veut à
toute force s'enterrer à la campagne; dans ce but
il parcourt les environs de la capitale. A Belleville, il remarque une maison dont l'isolement

convient à son amour pour la solitude; c'est sous
les ombrages de ces lieux qu'il va désormais pro=
mener sa mélancolie et exhaler les soupirs d'une
ame souffrante. Capdeville loue un appartement
dans l'habitation sur laquelle ses regards se sont
affectueusement reposés : mais un misanthrope
ne saurait long-temps supporter l'abri du même
toit que des êtres humains : il lui faut une de=
meure où il puisse ignorer qu'il n'est pas seul
sur la terre; il exprime, en conséquence, le
désir de se la procurer, n'importe à quel prix :
pourvu qu'il ne voie plus vestige de cette société
dont il a tant à se plaindre, il s'accommodera
de tout, d'un château comme d'une chaumière.
Capdeville annonce hautement l'intention d'aller
à la découverte de l'ermitage où s'écouleront
ses vieilles années. Il s'enquiert de toutes les
propriétés rurales qui sont en vente dans un
rayon de dix lieues; bientôt il est de notoriété
publique qu'il se propose de faire une acquisi=
tion. On connaît bien dans le pays quelque
chose qui ferait son affaire, mais il ne veut que
d'un bien patrimonial. « Eh bien ! dit-on, puis=
» qu'il est si scrupuleux, qu'il cherche. » C'est,
en effet, le parti qu'il prend. Déterminé à faire
une tournée, afin d'examiner ce qui pourrait

être à sa convenance, il s'occupe ostensiblement
des préparatifs de son départ; il ne sera ab=
sent que trois à quatre jours; mais avant de s'é=
loigner il est bien aise de savoir s'il n'y a point
de danger à laisser dans un secrétaire quelques
dix mille francs qu'il souhaiterait ne pas traîner
avec lui. On le rassure sur ce point, et, plein de
sécurité, il n'hésite plus à se mettre en voyage.

Capdeville ne va pas loin : durant son séjour
dans la maison qu'il vient de quitter, il a eu le
loisir de prendre toutes les empreintes dont il a
besoin pour pénétrer dans le logement du pro=
priétaire; il a en outre observé que ce dernier est
dans l'habitude de dîner à Paris, et qu'il ne ren=
tre que très avant dans la nuit. En revenant à la
brune, Capdeville est donc certain d'avoir de=
vant lui tout le temps nécessaire pour opérer.
Le soleil couché, à la faveur des ténèbres, il
passe inaperçu dans Belleville, et s'étant intro=
duit dans la maison, à l'aide de fausses clés, il
ouvre l'appartement du propriétaire, dont il em=
porte jusqu'au linge.

Vers la fin du cinquième jour, on com=
mença à s'inquiéter de ce que le misantrope
ne reparaissait pas; le lendemain, on con=
çut des soupçons. Vingt - quatre heures plus

tard, il n'y avait plus sur son compte qu'une seule opinion : il était le voleur. Après un pareil tour, fiez-vous aux misantropes, A qui donc se fier ? aux philantropes ? pas davantage.

CHAPITRE LII.

L'une des plus intrépides cambrioleuses était
la nommée Adèle d'Escars. Jamais je n'ai
vu de plus jolie personne ; elle semblait avoir
été créée sur le modèle d'une de ces madónes di-
vines, enfantées par l'imagination de Raphaël.
Des tresses blondes magnifiques, de grands yeux
bleus, qui expriment toutes les douceurs de
l'ame, un front céleste, une bouche ravissante,
des traits pleins de candeur ; une taille svelte,

et d'une élégance presque aérienne, telles étaient
les beautés dont Adèle offrait le rare assemblage.
Au physique, elle était un être accompli ; au moral, que ce fût la faute du sort ou l'effet des mauvaises dispositions de son naturel, elle ne brillait
pas d'autant de perfections.

Adèle appartenait à une famille honnête, mais
peu aisée. A peine avait-elle atteint sa quator-
zième année que, ravie à ses parents par l'une
de ces entremetteuses dont Paris abonde, elle fut
placée dans une maison de débauche. A ne considérer que le fini gracieux de ces formes dont
l'aspect peut enflammer de voluptueux désirs,
on pouvait dire d'Adèle qu'elle était femme ;
c'était un enfant, sous le rapport de cette naï-
veté primitive, qui ne comprend encore ni le
vice ni la vertu, aussi ne fût-il pas difficile de
l'entraîner dans l'abyme. Afin de se dérober aux
recherches de ses proches, elle consentit d'abord
à changer de nom, et pour que son extrême
jeunesse ne fût point un obstacle aux vues de
l'infâme créature qui allait trafiquer de ses
charmes, elle se fit plus âgée qu'elle n'était.

Adèle, conduite à la préfecture de police, y fut
inscrite, suivant la coutume, sans que messieurs
du bureau des mœurs se permissent d'autres

observations que celles qui sont ordinaires à des
libertins éhontés. Moyennant un petit écu, et
sans doute aussi le droit de prélibation, qu'en
semblable occurrence les régulateurs de la cor-
ruption ne manquaient pas de s'arroger, elle
fut pourvue du privilége de se prostituer. C'é-
tait, le croira-t-on, dans l'hôtel du magistrat
chargé de réprimer toutes les dépravations so-
ciales, qu'était ce bureau des mœurs, où une
jeune fille, que souvent la moindre remontrance
aurait rendue à la pudeur, obtenait toujours
l'autorisation d'exercer le plus vil des métiers.
Un bureau des mœurs, où l'on accordait la licence
de n'en pas avoir; un préfet, sous les auspices
de qui cette licence était pratiquée : quelle morale ! et pourtant ce préfet était quelquefois un
dévot.

Une jeune fille, égarée par de perfides conseils, par un dépit, par un désespoir passagers,
se précipitait dans de funestes résolutions ;
c'était un coup de tête, une inspiration diabo-
lique ; la réflexion, le temps, les difficultés eussent changé ses idées : mais le bureau des mœurs
était là. Ne fallait-il pas, que pour l'agrément des
agents de police, leurs protecteurs ou leurs tyrans,
les *dames de maison* pussent acquérir un pied

à terre à la campagne ; qu'elles fussent assez riches pour les traiter et acheter leurs bonnes grâces par des cadeaux : dès lors il devenait indispensable d'accueillir la nouveauté ; car elle seule fait prospérer les établissements, tel était le chapitre des considérations : des formalités, des délais, des questions auxquelles les aspirantes eussent été soumises, les auraient peut-être détournées de la mauvaise voie, mais en France, il n'y a d'intermédiaires pénibles, rebutants, que pour arriver ou revenir au bien.

La jeune fille se présentait-elle au bureau des mœurs, un registre était ouvert, et sans information préalable, elle y était aussitôt inscrite sous le nom et avec l'âge qu'il lui convenait de se donner ; signalée, toisée, visitée, dès ce moment elle était irrévocablement acquise à la prostitution ; et quelque fût plus tard son repentir, elle n'était plus admise à abjurer son erreur, à se séparer de son opprobre. Messieurs les inspecteurs des mœurs, qui lui avaient reconnu la liberté de se déshonorer, ne souffraient pas qu'elle s'amendât ; son déshonneur était leur ouvrage ; pour échapper à leur juridiction, pour s'arracher des griffes de Satan, il y avait tant de formalités à remplir, tant de monde devait être

appelé à attester, à garantir la récipiscence, que
le retour à une conduite régulière était presque
impossible.

La malheureuse qui avait été une fois en=
régimentée, ne pouvait s'affranchir qu'en s'en=
tourant des confidents de sa honte, et dans la
société, où elle rentrait, à chaque instant, à
chaque pas elle était exposée à se trouver en face
des souvenirs de sa radiation : l'inscription avait
été facile, secrète, les parents, les tuteurs n'a=
vaient pas même été consultés; la radiation
était publique, consentie par des citoyens éta=
blis, et prononcée après des épreuves tout-à-
fait incompatibles avec les inconvénients de cet
arbitraire, qui ne cesse pas de menacer une
courtisane, lors même que, par le fait et de
son plein gré, elle a renoncé aux habitudes de
la prostitution. Ici une simple déclaration de la
femme qui ne veut plus se vouer au misérable
état de prostituée, serait suffisante, car pour
trouver des ressources dans le travail, elle a be=
soin que l'on ignore sa vie passée; la police,
au contraire, a besoin qu'on la connaisse; elle a
besoin que la flétrissure soit perpétuelle, et la
tache indélébile. Elle a favorisé la perversion,
n'est-il pas juste qu'elle s'oppose de tout son

pouvoir à une conversion qui va diminuer le
nombre de ses justiciables? Je l'ai dit, c'est Sa=
tan qui s'acharne à garder sa proie ; j'ai vu avec
quelle furie les inspecteurs des filles rélançaient
jusque dans les ateliers celles qui, sans s'être
auparavant mises en règle, s'avisaient de déser=
ter leurs drapeaux ; plus elles étaient jolies, plus
elles étaient jeunes, plus ils s'opiniâtraient à les
revendiquer. J'ai vu avec quel empressement
une débutante était acceptée dans cet exécrable
bureau des mœurs, où l'autorité paternelle était
la plus méconnue de toutes.

La néophyte paraissait seule, ou accompa=
gnée de madame.

— « Ton nom lui disait-on? — Adèle.

— »Ton âge? — Dix-huit ans.

— » C'est bon. Ah ça, maman Chauvin, c'est
» à faire à toi, pour déterrer de ces minois-là :
» elle est gentille la petite! je crois qu'elle baisse
» les yeux. Ça se passera? Ah ça tu sais qu'il faut
» que le bureau en tâte? pas de bêtises au
» moins, les mœurs avant tout! le commissaire
» après ; il a le temps. Remarquez-vous, mes=
» sieurs, cet éclat, cette fraîcheur, cette chute
» de reins, cette finesse de taille. Oh ! quand ce
» sera décrassé, ce sera un friand morceau. »

Pendant ces propos, et beaucoup d'autres tout aussi inconvenants, un père, une mère, l'ame navrée de tristesse, étaient à la deuxième division dont ils priaient le chef d'envoyer à la recherche de leur fille, disparue de chez eux. Cette fille, ils la croyaient bien loin ; c'était elle que, sous un nom d'emprunt, le bureau des mœurs rendait introuvable. Pauvres parents, comme on se joue de vos sollicitudes ! M. de Belleyme a déjà opéré bien des réformes : la taxe sur les filles ne fait plus partie des revenus de la police, mais d'anciens abus subsistent dans leur plénitude, et la digression que l'on vient de lire n'est pas encore entièrement hors de saison. Je reviens à Adèle d'Escars.

Une fois lancée dans la carrière où elle avait été entraînée, Adèle en parcourut rapidement toutes les vicissitudes. D'abord, pour se maintenir dans les bonnes grâces de messieurs des mœurs, il lui fut prescrit d'avoir pour eux des complaisances, et ses premiers amants furent des mouchards. A cette époque, comme aujourd'hui encore, les mouchards et les voleurs en renom étaient les sultans des harems publics, les uns et les autres avaient le privilége d'y faire régner leur volonté : quelque revêche qu'elle fût, *la mère* n'avait rien à leur refuser, car dans l'agent de police elle voyait sa force légale, et dans le voleur sa force matérielle; des deux côtés, c'étaient des souteneurs qu'elle se ménageait. Que l'on y prenne garde, tout individu qui se fait le despote d'une courtisane, à la charge par lui de la défendre, envers et contre tous, s'il n'est pas mouchard, est toujours ou un voleur de profession, ou un voleur en herbe.

Adèle ne cessa d'être recherchée par des suppôts de police, que pour subir la loi des *Guillaume*, des *Serouge*, des *Victor - des-Bois*, des *Coco-la-Cour*, des *Poillier*, qui, tour à tour, lui imposèrent l'obligation d'être leur maîtresse. Ce fut en leur compagnie qu'elle se familiarisa avec l'idée du vol : il lui restait des scrupules, mais insensiblement ils réussirent à les lever et à l'*affranchir*; ils lui montrèrent les avantages de l'industrie à laquelle ils se livraient, et cette industrie devint la sienne. Ses débuts furent brillants : elle ne commença pas, comme tant d'autres, par faire la bourse et la montre, c'eût été, comme on le dit, s'amuser aux bagatelles de la porte, et Adèle portait ses vues plus haut. Parmi ses amants, plusieurs excellaient dans l'art de fabriquer les fausses-clés ; elle s'appliqua à acquérir leur dangereuse habileté, et elle fit en ce genre des progrès si rapides, que bientôt elle eut voix délibérative au Chapitre des cambrioleurs, qui l'associèrent à leurs expéditions.

Adèle se fit assez promptement la réputa= tion d'une bonne tête : quelques accidents plus ou moins graves survenus à ses amis les plus intimes, lui offrirent l'occasion de prou= ver qu'elle avait aussi un bon cœur : tous lui reconnurent cette vertu de leur état qu'ils ap= pellent *de la probité;* jamais elle n'abandonnait celui d'entre eux que frappait la fatalité des voleurs. Une condamnation la séparait-elle de son bien-aimé, c'était toujours un des meilleurs camarades de celui-ci qu'elle choisissait pour le remplacer. Mais il ne devenait son chevalier qu'à la condition de ne pas l'empêcher de donner assistance au malheureux détenu. Adèle eut ainsi une série d'attachements dont les objets, également chéris, finirent par être jetés dans les bagnes, ou tout au moins dans les prisons....... Afin d'adoucir leur sort, elle redoubla de cou= rage et d'adresse. Cependant le nombre de ces pensionnaires prit un tel accroissement, que pour ne pas être obligée de supprimer leur

9.

haute paye, ce qui l'aurait fait décheoir de sa
réputation de probité, elle dut s'imposer une
bien cruelle privation. Un amant est un associé
qui, dans les bénéfices, s'adjuge nécessairement
la part du lion. Elle n'eut plus d'amant; Adèle
avait assez d'expérience pour se passer d'un col-
laborateur; elle vola donc de ses propres ailes,
et travailla seule pendant deux ans avec un
bonheur inconcevable... tout lui réussissait;
enfin il vint un moment où l'abondance du
butin surpassant toutes ses espérances, elle
éprouva pour la première fois l'embarras des
richesses.

CHAPITRE LIII.

Le poids de l'isolement. — Les amours. — Le mariage en détrempe.
— L'excellent élève. — Un coup d'essai. — L'effraction. — Où
diable est l'argent ? — Les compensations. — Une scène d'enthousiasme. — La vie est un édredon rempli de délices. — Le dangereux vis-à-vis. — Les rideaux perfides. — La réverbération. —
— Un hussard d'alcove. — La croisade. — Les persiennes de la
curiosité. — La barbe du juge. — Cas fortuit. — Seize ans de fers.

Adèle se voyant *de la haute*, sentit tout
à coup le poids de l'isolement auquel elle s'é=
tait résigné. Elle éprouvait un vide qu'elle ne
pouvait définir, ou plutôt elle le définissait si
bien, qu'elle se promit d'écouter le premier ga=
lant qui viendrait lui conter des douceurs,
pourvu, toutefois, que ce galant fût de son
goût. Celui à qui elle plut et qui lui plut pa=
reillement, fut un nommé Rigottier, le plus

aimable des escrocs de billard. Ce fut à l'issue
d'une poule, dont il sortait victorieux, qu'il lui.
glissa un poulet farci d'expressions où l'amour
qu'elle lui avait inspiré, se peignait en traits de
feux, car Rigottier était véritablement épris.
Adèle qui, auparavant, mourait de peur d'être
contrainte à prendre l'initiative, accueillit sa
déclaration, et, dans la joie de son triomphe,
elle se garda bien de le laisser soupirer. Pour
avoir pitié d'elle-même, elle eut pitié de lui, et
comme la sympathie était manifeste, le rappro-
chement eut lieu immédiatement, sans que le
ministère d'aucun officier de l'état civil, eût été
invoqué.

Adèle ne pouvait pas ignorer qu'une femme
ne doit rien avoir de caché pour son homme,
aussi elle n'eut pas plus tôt uni son sort à celui
de Rigottier, qu'elle s'empressa de lui faire
part de ses petits talents, en lui révélant tout le
lucre qu'elle en tirait. Il fut enchanté de la pres-
tesse avec laquelle elle maniait la lime. Il voulut
essayer s'il avait des dispositions. Adèle les re-
connut, les cultiva, et comme il n'est leçons
qui profitent mieux et plus vite que celles d'un
maître qu'on adore, en très peu de temps Rigottier sut façonner une clé avec autant de per-

fection que le plus expert des serruriers.
Décidément, en suivant sur le tapis vert les
hasards d'une queue à laquelle la fortune est trop
souvent infidèle, Rigottier s'écartait de sa voca=
tion, Adèle entreprit de l'y ramener, et le succès
le plus complet couronna ses efforts. Néanmoins
elle ne voulut pas qu'il s'aventurât, avant d'être
parfaitement stilé, tant elle craignait qu'il ne
se compromît par un pas de clerc : d'abord elle
ne l'emmena que pour faire le guet ; mais après
quelques expéditions, pendant lesquelles il s'é-
tait à regret croisé les bras, il fut convenu qu'il
mettrait la main à la pâte.

Une dame, qui passait pour riche, restait rue
de la Féronnerie ; elle avait beaucoup d'écus,
assurait sa femme de ménage, et Adèle se faisait
une fête de la dévaliser. Déjà les clés étaient
prêtes, elles ouvraient à merveille ; il ne s'agissait
plus, pour en faire usage, que de saisir l'instant
propice. Sa femme de ménage avait promis de
faire savoir quand sa maîtresse s'absenterait ;
elle tint parole. Un jour elle vint annoncer que
madame irait en soirée : aussitôt on se concerta
sur les moyens d'exécution : — « Allons, dit
» Adèle à son élève, il n'y a pas à reculer ; tu
» t'introduiras avec moi, je veux voir un peu

» comment tu t'y prendras : l'affaire est su=
» perbe; ainsi on ne peut pas mieux choisir
» pour ton coup d'essai. »

Rigottier ne recula pas; il partit avec Adèle,
et dès qu'ils furent certains que la dame était
sortie, ils montèrent à son appartement, où
ils entrèrent sans difficulté; une fois dedans,
pour être comme chez eux, ils s'enferment au
verrou, et procèdent sans désemparer au bris
de tous les meubles qu'ils supposent contenir
les écus : un secrétaire , deux commodes,
une armoire, un chiffonnier, plusieurs néces=
saires sont soumis à l'effraction, et nulle part
on ne trouve le numéraire dont avait parlé la
femme de ménage. Où donc est passé ce nu=
méraire? Une obligation sur laquelle on s'a-
visa de jeter les yeux apprit que, par l'effet d'un
placement opéré la veille, il était passé chez
le notaire. Il y avait de quoi s'arracher les che=
veux; mais loin de s'abandonner à un désespoir
inutile; le couple déçu, embrassant d'un regard la
multitude des objets qu'une fouille a mis à dé=
couvert, juge, que du sein de ce désordre il peut
surgir encore de raisonnables consolations, et afin
de se les procurer fait main-basse sur les bijoux,
sur l'argenterie, sur les dentelles et sur le linge.

En un instant le triage est fait, tout ce qu'il y a de précieux est soigneusement rassemblé dans des paquets : le verrou est tiré, l'on va sortir, Adèle transportée de satisfaction, saute au cou de son amant et l'embrasse; Rigottier est digne d'elle, elle a admiré son sang-froid; elle ne peut assez donner d'éloges à l'aplomb avec lequel il l'a secondée; dans son enthousiasme elle l'embrasse encore, un baiser en demande un autre, Rigottier en donne dix : l'échange est rapide, c'est un feu roulant, on s'enivre, on s'abandonne, on s'oublie; le couple n'est plus sur la terre, il n'y a plus de gendarmes, plus de mouchards, plus de lois, plus de tribunaux, plus de souvenirs, plus de prévisions : l'Amour écarte les périls; la foudre peut tomber, le plancher s'effondrer, la maison s'écrouler, l'univers s'engloutir; le couple ne voit, n'entend rien : *et si fractus illabatur orbis impavidum ferient ruinæ.* Adèle et Rigottier ne sont plus de ce monde, pour eux la vie n'a plus d'épines, plus d'aspérités, plus d'amertume, la vie est un édredon rempli de délices. Cela se con= çoit..... mais à Paris les rues ont deux côtés; et il est quelquefois prudent de songer aux incon= vénients du vis-à-vis. La dame dont l'absence causait une sécurité si profonde, n'était pas allée loin : en face de son logement et justement à l'étage correspondant restait une de ses amies; elle était chez elle à faire sa partie de boston, lorsque tout à coup, tandis qu'on donne les cartes, son regard se porte machinalement sur une de ses croisées :

— « Ah ça! dites donc, mesdames, s'écrie-» t-elle, il se passe dans ma chambre à coucher » quelque chose de bien extraordinaire.

— » Qu'est-ce que c'est? qu'est-ce que c'est?

— » Apercevez-vous, il y a de la lumière.

— » Vous vous trompez, c'est la reverbé-» ration !

— » Que dites-vous, la réverbération? Je ne » suis pas aveugle; peut-être, je vois bien » bouger.

— » Ah oui, bouger! vous êtes toujours » comme ça.

— » Ah! parbleu, cette fois, vous ne direz-» pas que c'est une illusion..... Tenez, tenez » monsieur Planard, examinez : voyez - vous » danser le rideau de la croisée du côté de » mon lit?

— » Vous avez raison, je crois remarquer » un mouvement particulier.

— » Il redouble,... les franges, les glands,

» tout tremble, tout s'agite ; si cela continue,
» la tringle va tomber.

— » Cela ne cesse pas : que diable est-ce que
» cela signifie ? si c'étaient des voleurs.

— » Des voleurs ! ah mon cher monsieur
» Planard, vous m'ouvrez les idées : mon Dieu !
» ce sont des voleurs ! vite, vite, descendons.

— » Descendons, descendons, » répète toute
la société..... » et chacun, suivant son agilité,
sauter les marches, par deux, par trois, par
quatre pour arriver plus tôt.

La dame, dont l'appartement a été visité à
son insu, est plus tremblante, plus agitée que
ses rideaux ; elle pousse brusquement le vasistas
de son portier : « Mon flambeau, mon flam=
» beau, demande-t-elle avec une impatience
» mêlée de trouble ; mais dépêchez-vous donc,
» vous releverez la mèche demain.

— » Si vous voulez qu'elle coule.

— » Quand on vous dit qu'il y a des vo=
» leurs dans la maison.

— » Il y a des voleurs ?

— » Eh oui, il y a des voleurs !

— » Ousqui sont les voleurs ?

— » Chez moi.

— » Chez vous, madame Bourgeois, chez
» vous ; vous plaisantez ?

— » Eh non, je ne plaisante pas, courez
» promptement avertir le principal.

— » Monsieur Desloyers? j'y vais.

— » Priez-le de vouloir bien venir sur-le-
» champ. »

Le portier se hâte de remplir sa mission, et ne
tarde pas à reparaître, accompagné de M. Des=
loyers qui, au seul mot de voleur a déjà pris
ses mesures pour l'attaque. En véritable hussard
d'alcove, il n'a quitté ni sa robe de chambre,
ni son bonnet de coton, mais ses besicles ont
remplacé le garde-vue de taffetas vert, il a re=
levé ses bas, rattaché ses jarretières, et s'est
armé d'une broche qu'il a prise en traversant
sa cuisine.

— « Ah ça! mes amis, dit-il, de la prudence,
» surtout pas de bruit; nous voulons monter,
» n'est-ce pas? Chut, chut, il me semble en-
» tendre.... c'est une voiture. Un moment, ne
» précipitons rien : tout le monde va se dé=
» chausser: chut...vous, monsieur Tripot (c'est
» au portier qu'il s'adresse); comme ils pour-
» raient être en force, prenez votre merlin,
» madame Tripot va empoigner son balai, et
» mameselle Tripot la pêle à feu; ces dames
» auront chacune une chaise, afin d'accabler
» l'ennemi; actuellement en avant... Moi, je

» me charge de soutenir la retraite, et s'il y a
» de la résistance, je me porterai de ma per-
» sonne partout où il me conviendra de le faire;
» c'est entendu, c'est dit, c'est compris: allons,
» passez devant moi, je vous suis. »

Toute la troupe s'ébranle en longeant la
rampe. Parvenue au second, elle s'arrête : *chut*,
c'est là; on se range en bataille sur le carré.....
Le portier, qui forme l'avant-garde, introduit
doucement la clef dans la serrure, la porte cède..
Ah! ce n'est qu'un cri de surprise, d'étonnement, d'indignation, de scandale : un homme
et une femme, des meubles brisés et des paquets
les uns sur les autres : quel tableau! les dames,
comme par un mouvement spontané, s'appliquent sur l'organe visuel cette main discrète,
officieuse persienne qui permet de satisfaire la
curiosité en ménageant la pudeur; au dedans
au dehors tout est immobile, jusqu'aux rideaux;
acteurs, spectateurs restent comme pétrifiés,
personne ne parle, personne ne dit mot, tant on
est interloqué, tant est grande la stupéfaction;
le portier est muet aussi, mais il n'y peut plus
tenir, et rompant le silence...« Ah! dit-il, voilà
» du nouveau; il faut que le commissaire vienne
» et que la barbe du juge en fume. »

Le commissaire, les exempts, la garde, qu'un voisin est allé chercher, ne se font pas long-temps attendre. On s'empare des deux amants : Adèle, interrogée la première, ne se déconcerte pas, elle proteste que sa présence dans la chambre où elle a été surprise, n'est que l'effet d'un cas fortuit ; elle ne connaît pas l'homme avec qui on l'a trouvée, elle ne l'a seulement jamais vu de sa vie ; mais comme elle est fille publique, il l'a accostée dans la rue, et ils sont montés ensemble dans la maison, croyant que c'était une maison de plaisir : une porte était ouverte sur l'escalier, et ma foi l'occasion, l'herbe tendre.... au surplus, elle est on ne peut plus étrangère à la formation des paquets, et si un vol a été commis, elle s'en lave les mains.

Le mensonge était assez bien imaginé ; mais Rigottier, avec qui Adèle n'avait pu se con=certer, ne tint pas le même langage, et de cette différence dans les dires, résulta pour tous deux une condamnation à seize ans de fers. Rigottier partit avec la chaîne en 1802 ; dix ans plus tard je le rencontrai sur les quais : il s'était évadé, je l'arrêtai ; depuis il est mort au bagne.

CHAPITRE LIV.

Le fruit des économies. — Projet d'amendement. — L'habile ouvrière. — Existence précaire. — Conséquences d'un préjugé. —
Le Mont-de-piété. — Le désespoir. — Il faut mourir. — Cruel
supplice. — Les instruments du crime. — Résistance à la tentation.

A l'expiration de sa peine, Adèle sortit de
Saint-Lazare avec un décompte de 900 francs,
provenant des retenues exercées sur le produit
de son travail; elle s'était complétement amen=
dée, et se proposait d'avoir une conduite irré=
prochable. Son premier soin fut de se procurer
un petit mobilier et une mise décente. Ces ac=
quisitions faites, il lui restait 150 francs, c'était
assez pour défier momentanément la misère, et
cependant il ne fallait pas voir venir trop long-
temps. Elle se mit en quête d'ouvrage; et comme

elle était fort habile couturière, elle trouva facilement à s'occuper. Employée dans un magasin
quelques mois, elle eut tout lieu d'être contente
de son sort; mais l'existence d'un libéré, homme
ou femme, est si précaire: on sut qu'elle avait
été enfermée à Saint-Lazare, et dès lors com-
mencèrent pour elle ces tribulations auxquelles
il est si rare d'échapper lorsqu'une fois on a été
repris de justice. Adèle, sans avoir autrement
donné sujet de se plaindre d'elle, fut impitoyablement congédiée; elle changea de quartier, et
réussit à se placer de nouveau. Préposée à la
lingerie dans un hôtel garni, pour se mettre
désormais à l'abri des indiscrétions, elle se ré-
signa à n'avoir de rapport qu'avec les personnes
qui lui avaient accordé leur confiance : malgré
cette précaution, elle ne put se garantir des
souvenirs de sa vie passée. Signalée, reconnue,
elle se vit encore repoussée : dès ce jour, elle ne
se présenta plus nulle part, sans éprouver les effets de cette réprobation qui résulte d'une infamie perpétuée par le préjugé.

Adèle n'avait d'autre ressource que son aiguille; en vain chercha-t-elle à la faire valoir :
trois mois s'écoulèrent, et elle ne rencontra
pas une ame charitable qui, en utilisant son

habileté , voulut compatir à sa situation. Il vint
un moment où , pour subsister , elle fut obligée
de s'en prendre à ses nippes , et par une suite de
petits prêts , toutes les pièces de sa garde-robe
allèrent se perdre à ce Mont-de-Piété , dans
ce gouffre abominable , creusé par l'usure hy=
pocrite sous les pas des nécessiteux. Réduite
au dénuement le plus absolu , Adèle s'était dé=
cidée à mettre fin à ses maux par un suicide ,
et elle courait se précipiter dans la Seine , lors=
que , sur le Pont-Neuf , elle fit la rencontre de
Suzanne Golier , l'une de ses compagnes de ré=
clusion. Adèle conta ses peines à cette amie , qui
la détourna de la résolution qu'elle avait prise.
« Va donc ! va donc , lui dit Suzanne , est-ce
» qu'on se noye les uns sans les autres ? viens
» à la maison , ma sœur et moi nous avons
» ouvert un atelier de broderie , la besogne
» donne , tu nous aideras , et nous vivrons en=
» semble ; s'il n'y a que du pain , eh bien ! nous
» ne mangerons que du pain. » La proposition
ne pouvait venir plus à propos : Adèle accepta.

On était alors à l'entrée de l'hiver ; la broderie
allait assez bien , mais la fin du carnaval ramena
la morte-saison. Au bout de six semaines , Adèle
et ses amies furent plongées dans la plus affreuse

TOME IV.   10

détresse. Frédéric, le mari de l'une d'elles, s'était établi serrurier : s'il avait eu des pratiques, il aurait pu venir à leur secours, malheureusement il ne gagnait pas même de quoi acquitter son loyer et payer la patente; on ne pouvait voir une pénurie plus grande.

Un jour Adèle était dans la boutique de cet homme; depuis plus de quarante-huit heures il n'avait, ainsi qu'elle, pris aucune espèce de nourriture. «Allons, dit le serrurier, en affec-
» tant de prononcer des paroles plaisantes, qu'il
» articulait du ton le plus sinistre, il faut mou-
» rir, petits cochons, il n'y a plus d'orge...
» Oui, il faut mourir», répétait-il, et tandis qu'il s'efforçait de sourire, ses traits se décomposaient, et une sueur froide lui coulait du front. Adèle, silencieuse, et le visage couvert d'une pâleur mortelle, était penchée sur l'établi; tout à coup elle se relève, elle éprouve un frémissement. «Il
» faut mourir.... Il le faudrait, soupire-t-elle
» en regardant avec un sentiment difficile à dé-
» crire, les outils dont elle est entourée. » C'est la lueur d'un horrible espoir qu'elle a entrevue. Adèle s'épouvante; elle est agitée! une fièvre ardente la parcourt, la consume; entre les an-
goisses de la faim et les terreurs de sa con-

science, elle endure le plus cruel supplice :
pendant ces tortures, sa main s'appuie sur un
trousseau de clés, elle les repousse. « Dieu ! s'é=
» crie-t-elle, éloignez de moi ces instruments
» du crime ! lorsque j'ai tant d'envie de bien
» faire, sera-ce donc-là mon seul recours?» Et
pour ne pas succomber, cette infortunée se hâte
de fuir.

CHAPITRE LV.

Le bureau de charité. — La porte du philanthrope. — L'équipage
de la douairière. — Un accident. — Le bon charbonnier. — Le
comité des secours. — La canaille en action. — La quêteuse en
hotte. — Petites gens, grandes vertus. — Tel maître, tel valet. —
A la niche ! à la niche ! — La manche de chemise. — Victoire
trop tôt chantée. — La grande figure. — Les exempts. — Bru-
talité inouie. — L'enlèvement. — Le carrosse roule.

Adèle a entendu dire que dans l'arrondis-
sement dont elle fait partie il existe un bureau
de charité : là , si la bienfaisance n'est pas un
vain nom , les pauvres doivent être accueillis,
soulagés sur-le-champ. Le désir de se maintenir vertueuse ranime son courage, elle rassemble
le peu de forces qui lui restent, et se traîne jusqu'à la porte du philanthrope qu'on lui a indiqué comme le dispensateur des aumônes de la
section. Adèle demande à lui parler.

— « Monsieur n'est pas visible.

— » Je meurs de faim...

— » Monsieur est à table, et il n'entend pas
» qu'on le dérange pendant son dîner.

— » Mon Dieu ! s'il pouvait avoir bientôt
» fini.... Quand pourrai-je revenir?

— » Vous reviendrez demain.

— » Demain !

— » Pas avant midi, entendez-vous? plus
» tôt, Monsieur ne reçoit personne.

— » Ah ! faites au moins que je puisse le
» voir ce soir, vous me rendrez la vie.

— » On vous a déjà dit que c'est impossible;
» retirez-vous, et ne nous rompez pas la tête
» davantage. »

Adèle sort; à peine a-t-elle franchi le seuil
d'une porte qu'on referme avec humeur, ses
jambes fléchissent sous elle, elle essaie de faire
quelques pas, sa vue s'obscurcit, elle chancelle,
elle tombe, et dans sa chute sa tempe va frapper contre une borne. « Arrêtez ! cocher, arrê-
» tez, vous allez l'écraser... —Fouettez donc!
» avez-vous des ordres à recevoir de cette ca-
» naille? fouettez, vous dis-je », commande
d'une voix aigre et sèche une douairière, dont
l'équipage brûle le pavé. — « Les canailles

» sont dans ta peau ! riposte un charbonnier :
» t'arrêteras-tu, vieille boule à panaches? » et
il s'élance à la tête des chevaux, qu'il retient
d'un bras vigoureux, tandis que d'autres pas=
sants, accourus au bruit de cette scène, retirent
de dessous la roue une femme baignée dans son
sang.

Cependant la douairière jette feu et flamme
contre les misérables qui osent ainsi inter=
rompre sa course... Elle arrivera trop tard au
comité des secours ..... Cela n'a pas de bon
sens..... la séance sera commencée..... Il n'y
a plus, dans Paris, de sûreté pour les honnêtes
gens... la circulation est entravée. « Landau,
» faites votre devoir, châtiez-moi tous ces in=
» solents... Mais, Landau, vous ne m'écoutez
» pas... me faire perdre un temps précieux, pour
» qui? pour une espèce, pour une ivrogne. —
» Madame la comtesse voit bien que je ne puis
» pas avancer. — Dites à mon chasseur qu'il
» prenne le numéro de la médaille de cet homme,
» je porterai mes plaintes à la police ; je le ferai
» pourrir dans les prisons. Conduisez-moi de ce
» pas chez le ministre. » A cette menace, le
charbonnier terrifié abandonne les rênes, et la
voiture de madame la comtesse, rapide comme

l'éclair, plus terrible que la foudre, la voiture s'éloigne au milieu des huées et des malédictions dont l'impuissante clameur ne soulève dans son ame qu'un sentiment de rage ou de mépris.

Adèle est déposée sur un banc, tout près de cette porte que, l'instant d'auparavant, on a fermé sur elle avec tant de dureté; son évanouissement se prolonge, elle n'a pas encore recouvré l'usage de ses sens; deux ouvriers la soutiennent. Parmi les spectateurs que l'événement a rassemblés, c'est à qui lui prodiguera des soins : une écail= lère perce la foule, elle a déchiré sa chemise pour panser la blessure et étancher le sang; la fruitière du coin est accourue avec un bouillon, un commissionnaire est allé chercher du vin, et une jeune modiste s'empresse de lui faire respi= rer des sels. L'affluence devient considérable. « Qu'est-ce que c'est? qu'est-ce que c'est? — » C'est une femme qui se trouve mal. — Faites- » donc écarter le monde, entend-t-on au cen= » tre du cercle, voulez-vous l'étouffer? » et le cercle s'agrandit.

Adèle ne donne aucun signe de vie, elle est immobile; on lui ouvre la paupière. « L'œil est » bon. — Ce ne sera qu'une défaillance. — Le » poulx bat-il? — Non. — C'est qu'elle est

» morte. Posez-lui la main sur le cœur. — On
» ne sent rien. — Il y a peut-être quelque
» chose qui la gêne, coupez-lui ses cordons. —
» On vous a attendu pour ça, n'est-ce pas?
» — Elle n'est pas froide. — S'il y avait un
» médecin, on saurait ce qu'il faut lui faire.
» — On en est allé quérir un. — Oui,
» M. Durpétrin; il n'a pas voulu venir, il n'y a
» pourtant pas d'étage à monter. — Oh ! si c'é-
» tait pour quelque richard, il se dérangerait
» bien. — Si on essayait encore de lui faire
» prendre du bouillon. — Eh! la mère, tâchez
» qu'elle en avale quelques gouttes. — Jetez-
» lui de l'eau à la figure. — Il n'y a rien de
» dangereux comme ça; donnez-lui du vin
» plutôt, ça la ranimera. »

On approche une cuillère des lèvres d'Adèle;
il passe. — « Ah ! tant mieux, elle est sauvée, »
répètent les assistants avec une satisfaction
marquée.

Adèle laisse tomber une de ses mains, qui
étaient rapprochées sur ses genoux, puis exha-
lant ce long soupir d'une personne que la
mort oppressait, elle ouvre de grands yeux,
qui s'étonnent de la lumière; hagards et fixes
tour à tour, ils ne distinguent rien : enfin de

grosses larmes se précipitent sur ses joues déco=
lorées. « Qu'avez-vous, ma chère enfant? » Elle
ne répond pas; mais se jetant sur une coupe
qu'on lui présente, elle la porte à sa bouche avec
avidité, elle voudrait la vider d'un trait; le bruit
réitéré du vase heurté contre ses dents repro=
duit le tremblement de sa main débile; la coupe
lui échappe. « Voyez-vous, c'est le besoin !
» pauvre femme, elle expirait d'inanition. —
» Dire que sur cette terre il y a des gens si
» malheureux, et que d'autres regorgent de
» tout ! ! ! »

Adèle se remet peu à peu; par intervalles,
elle essaie de rompre un morceau de pain qu'un
porteur d'eau lui a glissé dans la poche de son
tablier; mais son palais s'est desséché, et après
de vains efforts pour broyer l'aliment que ré=
clame son estomac, sa tête vacillante retombe
sur sa poitrine; elle s'affaisse, son abattement
est extrême. « Allons, mes enfants, mettez à la
» masse, » dit une vieille femme qui, oubliant,
en faveur d'une infortune qui la touche, le
fardeau de la hotte sous laquelle elle ploie, pro=
mène dans le cercle une toque de loutre, dans
laquelle, pour donner l'exemple, elle a jeté la
première une pièce de quarante sols; suivant les

apparences de chacun, elle varie la formule par
laquelle elle fait un appel à la bienfaisance.
« Monsieur, si peu que vous voudrez. —
» Voyons, mon garçon, fouille-toi. — Quelque
» chose, s'il vous plaît, mon sergent, ça vous
» portera bonheur. — Allons, l'ancien, saignez-
» vous, vous n'en serez, au bout du compte,
» ni plus riche, ni plus pauvre. — Eh bien! mon
» gros père, vous n'avez pas par là quelque louis
» rouillé qui vous embarrasse? — N'oubliez pas
» la quêteuse: — Je crois que madame n'a pas
» donné (faisant la révérence). Ah ! merci
» madame c'est une charité bien placée. »

Le tour est achevé, pas un de ces braves gens
qui n'ait saisi avec joie l'occasion de faire une
bonne œuvre : plusieurs se sont imposé des pri-
vations. « Mon Dieu! dit une polisseuse en lâ-
» chant le demi-franc qu'elle destinait au luxe
» de son souper, ça me fait trop de mal; j'aime
» mieux me passer de pitance aujourd'hui. »

Le peuple pense haut quand il suit l'impulsion
de son cœur, il dit volontiers ce que lui coûte
un sacrifice, mais ce n'est pas pour le faire valoir, et il ne le regrette jamais! qu'il y a de
vertu et d'abnégation dans ces paroles : « Un
» quart de journée de plus, et il n'y paraîtra

» pas — J'en serai quitte pour ne pas aller
» dimanche à la barrière. — Je voulais les
» mettre à la loterie ; ma mise est faite à
» présent. — Si on ne s'aidait pas les uns les
» autres... — Bah ! bah ! pour une chopine de
» moins que je boirai... eh ! la hotte , par ici.
» — A quoi qu'on est exposé ! — Je recruterai
» par là quelque bon paysan, et puis si je n'é=
» trenne pas à ce soir, tant pis ; ce n'est pas fête
» tous les jours. — Adieu mon fichu ; je l'a=
» chèterai plus tard. — Vous avez raison , ma
» belle : tout nu court les rues, mort de faim
» n'y va pas ; le ciel vous récompensera. —
» Dis donc , Françoise, moi qui croyais dégager
» mon schal. — Et moi, mes anneaux ; à la grâce
» de Dieu ! ce sera quand ça pourra.

— » Eh ! les autres ne poussez pas tant ; si vous
» ne voulez rien donner, passez votre chemin. »

Il ne s'approche pas un curieux que la femme
à la hotte ne l'invite à payer son tribut ; elle est
intrépide dans la collecte. — « Ah ! voilà des
» dames en chapeau. » Elle court vers elles ; mais
ces dames sont sorties de la maison devant la=
quelle on est attroupé : elles détournent la tête ,
et doublent le pas pour ne pas être importu=
nées.

— « Ah ça, dites donc, vous autres, crie
» un gros homme à cheveux poudrés et à culotte
» courte, qui s'avance nonchalamment appuyé
» sur un balai. Aurez-vous bientôt débarrassé
» la porte? — Qu'est-ce qu'il dit, celui-là?
» — Je dis que vous allez vous retirer. — Nous
» retirer ! est-ce que la rue est à lui par
» hasard? — Ah! je ne m'étonne plus, c'est
» mam'selle qui fait ses giries. — Tais-toi, vi=
» lain marlou; elle est plus respectable que toi,
» mam'selle : d'ailleurs nous sommes sur le
» pavé du roi. — En attendant, elle va s'ôter
» de dessus ce banc. » Il veut percer la foule,
on le repousse... — « Ah! ah! oh! oh! uh! uh!
» Ih! ih! A la chiant lit, lit-lit. — C'est bon, c'est
» bon, nous verrons; il faut que je vide mes
» ordures. — Tes ordures! ordures toi-même.
» — Ah! ah! ah! — Vous ne voulez pas: rira
» bien qui rira le dernier. »

Il rétrograde de deux pas, et pousse légère=
ment la porte. « Manette, tire un seau d'eau,
» et apporte-le moi, que je lave tout ça.
» — Ah gredin! tu veux nous baptiser; tu
» crois qu'on ne t'a pas entendu : viens ici que
» je te débarbouille. — Gueusard, je te tiens.
» — Oui, oui, trempez lui la margoulette dans

» le ruisseau. — Lâchez-moi, lâchez-moi, ou
» je... — Ah! tu fais le méchant, prends garde,
» je vais te saucer. — Courage, bravo, bravo;
» il le saucera, il ne le saucera pas. — Aussi
» vous n'êtes pas justes; je n'en puis pas davan=
» tage, je fais ce qu'on me commande ; restez-là
» toute la nuit, ça m'est z'inférieur, mais qui
» est domestique n'est pas maître ; monsieur
» m'a ordonné, je suis les ordres de monsieur.
» — Qu'est-il ton monsieur ? il est donc
» bien dur.

— » Ah! pardieu, si tous ceux qui, par état,
» ont affaire aux malheureux n'étaient pas
» comme ça, leur domicile serait bientôt comme
» un dépôt de mendicité. »

Tout en parlementant, le portier bat pru-
demment en retraite, il semble capituler ; mais
parvenu à hauteur de la porte, par un brusque
mouvement d'arrière-corps, il se dégage et rentre précipitamment en laissant au pouvoir de
l'ennemi une manche de sa chemise; la vue de ce
trophée excite un hilarité générale. — « Le plat !
» il fait bien de se cacher; veux-tu te sauver ca-
» niche! te sauveras-tu? à la niche! à la niche! »

L'attroupement chante victoire ; mais on voit
accourir deux individus, dont la redingotte étri-

quée, la cravatte noire, la longue canne de jonc
et l'encolure ignoble, sont de mauvais augure.
A la vélocité de leur marche, on dirait qu'ils sont
appelés à éteindre un incendie. — « Par ici
» messieurs, par ici. » Telle est l'indication que
fait deviner le geste d'une grande figure de pro=
priétaire, enveloppée dans la douillette ouattée,
qui est leur chef de file ; la grande figure les
amène, et à quarante pas du groupe, après
qu'elle leur a fait de la tête un salut gracieux,
et du doigt un dernier signe, au détour d'une
rue elle s'éclipse ou plutôt, fidèle au décorum,
la sournoise s'efface pour contempler ce qui va
se passer...

« Voilà les exempts. — Allons, *gare! gare!* »
coudoyant, rudoyant, levant le bâton, montrant
cette carte dont l'aspect paralyse les langues et
fait taire les rumeurs, ils vont droit à Adèle,
et la prenant brutalement par le coude :
« Voyons, lève toi, et marche devant nous. —
» Maltraiter ainsi le pauvre monde ! s'écrie la
» femme qui a fait la collecte, c'est une indignité,
» une abomination, que vous a-t-elle fait cette
» fille? — Retirez-vous, on ne vous demande rien.
    — » Ne voyez-vous pas qu'elle n'a que le
» souffle ?

— » Ah ça, avez-vous envie de vous faire coffrer ?

— » Non.

— » Eh bien ! filez votre nœud, et plus vite que ça.

— » Ah! par pitié, dit Adèle, messieurs » laissez-moi respirer.

— » Tu respireras au violon.

— » Je vous en supplie, ayez égard à ma » faiblesse.

— » On connaît ces couleurs-là, ramasse tes » bucoliques et pas tant de grimaces (s'adressant » au public), elle n'en est pas à son apprentis= » sage (à un pâtissier gras et dodu qui est au » nombre des spectateurs), elle meurt de faim » comme vous...; c'est pour aller à la guinche » que ç'a mendie.

— » O Dieu de Dieu, miséricorde!

— » C'est-il bientôt fait, tes jérémiades? » tu conteras ton conte là-bas, nous n'avons » pas qu'à toi à songer : dépêche-toi. »

Elle tâche de se mettre sur ses pieds ; en proie à un étourdissement, elle retombe...; « ah pour » le coup, c'est se f..... de nous, » dit un des exempts en se jetant sur elle comme une bête féroce, « tu viendras ou tu diras pourquoi ; tu

viendras, coquine. » Dans la violence du mou=
vement il lui arrache son tablier, l'argent qu'il
contient se disperse et roule dans la boue; des
enfants en rapportent quelques pièces, mais
avant que la plus grande partie soit retrouvée,
vient à passer un fiacre; sur l'injonction qui
lui est faite, il s'arrête; Adèle, plus morte que
vive, y est traînée immédiatement; c'est un cadavre que des assassins, pour ensevelir leur for=
fait, se hâtent de confier au tombeau :

— « Que voulez vous voir ? disent - ils
» aux curieux, une femme qui est prise de
» boisson.

— » C'est affreux, c'est atroce, c'est une
» infamie ! » murmurent les témoins, qui ne
sont pas dupes d'une telle imposture; la portière
est fermée, le cocher est sur son siége : « *au dépôt,*
» *à la préfecture,* si vous comprenez mieux, » et
le carrosse roule......

CHAPITRE LVI.

L'intérieur d'un fiacre. — Deux scélérats. — La morgue et le corps-de-garde. — Fausse humanité. — Les soldats compatissants. — L'implacable dix-huitième. — Le bon capitaine. — Qui donne ce qu'il a, donne ce qu'il peut. — Le retour au logis. — Un galetas. — Le délire. — Le bout de chandelle. — La reconnaissance.

Cependant Adèle a perdu connaissance ; les deux mouchards, qui l'ont placée entre eux, la secouent vivement et à plusieurs reprises dans l'espoir de la ranimer ; le cocher, qui prête l'oreille, saisit des paroles qui dénotent leur embarras.

— « Joue-t-elle la comédie ou ne la joue-t-elle pas ?

— » Voyons, ne fais pas la bête.

— » Soutiens ta viande.

TOME IV.   11

— » Il paraît tout de même que ce n'est pas
» pour la frime.

— » Pince-la un peu.

— » Ah! bien oui, j'ai beau pincer, il n'y a
» plus personne.

— » Quoi! elle aurait tourné de l'œil! pas
» possible!

— » Parole d'honneur, elle est crevée.

— » (Riant.) Ah! ah ! ah ! pour le coup, la
» farce est unique.

— » Comment, elle nous aurait joué un
» tour pareil !

— » Il n'y a f..... pas de quoi rire, nous
» voilà dans de beaux draps avec cette charogne.

— » Bah! bah! tu vois de l'embarras où il
» n'y en a pas; on la dépose à la Morgue, pas
» plus gêné que ça (il appelle) ; cocher !

— » Non non, il n'y a qu'à la conduire au
» poste le plus près.

— » C'est juste, nous dirons que nous l'avons
» recueillie dans la rue, par humanité ; après
» cela, ils s'en arrangeront comme ils pourront,
» ça ne nous regardera plus.

— » Je sais bien, mais qui paiera la course?

— » Ah! diable, je n'y avais pas réfléchi.

— » D'abord ce n'est pas moi.

— » Ni moi non plus.

— » Eh! mon ami, c'est elle; j'ai aperçu » une pièce de quarante sols.

— » Tu ne te trompes pas?

— » Non, puisque je la tiens.

— » C'est bon (levant le store); cocher, au » corps-de-garde! »

On arrive : après avoir échangé quelques mots avec l'officier, les mouchards prennent congé de lui en le laissant dans l'enchantement de leur procédé généreux. Adèle, que l'on a tirée de la voiture, est couchée sur un brancard auprès du poêle.

UN SERGENT. « Capitaine, que ferons-nous » de cette femme?

L'OFFICIER. » Il n'y a qu'à avertir le commis- » saire, car il n'y a pas d'apparence qu'elle en » revienne.

UN SOLDAT. » Elle est pt'-être en léthargie.

UN SECOND SOLDAT. » Il est bon là, M. De- » lormes, avec sa lithargie, tu ne vois pas l'atout » qu'elle a à la tête?

LE CAPITAINE. » Elle est blessée! nous au- » rions dû nous assurer de ces hommes, ac- » tuellement que j'y songe; ils avaient des airs » pendables.

11.

PREMIER SOLDAT. « Mâtin, quelle entaille ! » sergent, regardez donc, voilà le sang qui » recommence à couler.

LE SERGENT. » Il est ma foi bien rouge.

L'OFFICIER. » C'est qu'alors elle est vivante, » la chaleur aura rétabli la circulation : qu'est- » ce qui fume ici ? caporal, soufflez lui un peu » de tabac dans le nez.

LE CAPORAL. » Ça n'aurait qu'à lui faire du » mal.

LE CAPITAINE. » N'ayez pas peur. »

LE CAPORAL (Il s'approche du brancard et lance une bouffée) : « Je dis qu'elle est fameuse.

LE CAPITAINE. » C'est bien, c'est bien, allez » toujours. »

Le retour à la vie s'annonce par de légères contractions du visage, et par un mouvement convulsif des membres, Adèle se débat, tousse, et d'un sursaut elle est sur son séant.

(LE CAPITAINE bas au sergent. « Il m'a semblé » voir un spectre.

LE SERGENT. » Elle a l'air d'une déterrée.

UN CONSCRIT » Si je n'étais pas ici, je m'en » donnerais peur, je croirais que c'est un re- » venant. »

Adèle regarde autour d'elle, et après quelques

instants , de cet accent profondément expressif d'une ame pleine encore des douceurs du néant : « J'étais si bien ! » dit-elle : son horizon s'a-grandit, les ténèbres se dissipent. « Où suis-je? » (avec émotion) la garde! la prison! Dieu, la » prison !

L'OFFICIER. » Rassurez-vous, la brave femme, » vous êtes avec de bons enfants.

ADÈLE. » Ah, Seigneur! sainte vierge Marie! » qu'ai-je fait au monde?

LE SERGENT. » Tant que vous serez avec nous, » il n'y a pas de danger que personne vous man- » que; ne sommes-nous pas de l'*implacable* » *dix-huitième*? (Il lui présente sa gourde.) » Buvez, ça vous fera du bien;..... c'est de la » bonne , au moins, à six sous le poisson.

ADÈLE. » Monsieur le sergent, je vous re- » mercie; dispensez-moi.....

LE SERGENT. » Vous boirez , ou vous direz » pourquoi. Prenez, prenez, ça vous donnera » du ton. »

Les instances du sergent deviennent de plus en plus pressantes. Adèle n'ose plus refuser ; bientôt elle reconvre assez de force pour pou-voir répondre aux questions que lui adresse l'officier. Elle ne récrimine pas, elle raconte, et

dans sa bouche la vérité est si éloquente, que de
vieilles moustaches, outrées d'abord de la cruauté
des mouchards, se surprennent à la fin l'œil hu-
mide de larmes.

LE CAPITAINE. « Eh bien ! sergent, qu'avez-
» vous donc ? Je vous croyais un dur à cuire.

LE SERGENT. » Moi, l'injustice me révolte ; et
» puis, tenez, capitaine, voulez-vous que je
» vous dise ? on n'est pas le maître de ça.

LE CAPORAL. » Je ne suis pourtant pas mon-
» sieur sensible, mais c'est plus fort que moi, je
» ne puis pas voir pleurer une femme ;.... ça me
» fait tant de peine que pour un rien je lui f....ais
» tout mon prêt.. (tirant de sa culotte un vieux
» gand qui lui sert de bourse). J'ai vingt-deux
» sous et demi, je m'en f..., je les lui donne...
» Qu'est-ce qui en fait autant ? avec le pain d'a-
» monition d'aujourd'hui... Allons, qui alonge
» les espèces ?... on reçoit tout, les petites et les
» grosses pièces, depuis un liard jusqu'à six
» francs.

LE SERGENT. » J'en voulais faire quarante,
» mais il n'y a pas mèche ; trente-cinq, c'est le
» fond du sac : on m'écorcherait, une centime
» de plus, on ne l'aurait pas.

UN SOLDAT. » V'là mes vingt-cinq centimes

» et ma ration. Camarades, cherchez au boursi-
» caut les ceux qui en ont : il y en a par là qui
» sont sur le lit-de-camp.... (il en tire un par
» les pieds) C'est le Lorrain ; je l'aurais parié.

Tous. » Qu'on a bien raison de dire : *Lorrain*
» *vilain, traître à Dieu, et à son prochain.*

Le Lorrain. » Je dors.

Le soldat. » Cinq sous.

Le Lorrain. » Veux-tu me laisser ?

Le soldat. » Aboules, tu dormiras après.

Le Lorrain. » Puisque je n'en ai pas.

Le sergent. » On ne peut pas peigner un
» diable qui n'a pas de cheveux.

Le capitaine (tirant dix francs de sa bourse).
» Laissez-le , je mets pour lui et pour les fac-
» tionnaires.

Adèle. » Capitaine, vous êtes trop bon.

Le capitaine. » Votre état exige des soins :
» si vous le désirez , je vais vous faire transpor-
» ter à l'Hôtel-Dieu ?

Le caporal. » Il y a un hospice plus près ;
» la Pitié, c'est à deux pas.

Le sergent. » On n'y entre pas de nuit ; pas
» plus là qu'ailleurs.

Le capitaine. » Cependant les accidents
» peuvent arriver de nuit comme de jour, et

» pour qu'un hôpital remplisse sa destination,
» on doit y être admis à toute heure.

LE SERGENT. » Je vous demande pardon, ca-
» pitaine, mais vous êtes dans l'erreur.

LE CAPITAINE. » S'il en est ainsi, il faudrait
» la reconduire chez elle. (A Adèle) Vous avez
» un chez-vous?

ADÈLE. » J'en avais un, aujourd'hui je de-
» meure avec des amies qui, dans ce moment,
» sont peut-être bien en peine de moi.

LE CAPITAINE. » Vous sentez-vous capable de
» marcher?

ADÈLE (debout et chancelante). » Oh oui, je
» ne suis plus si faible.

LE CAPITAINE. » Eh bien ! l'on va vous ac-
» compagner. Numéros sept et huit, quittez
» votre giberne, prenez le fallot ; et allez avec
» madame ; menez-la lentement, arrêtez-vous
» autant de fois qu'il sera nécessaire, et veillez
» surtout à ce qu'elle ne perde pas son argent.
» Sergent, comptez ce qu'elle a.

LE SERGENT. » Regardez la brave femme ;
» vous vous souviendrez bien : dix francs que
» le capitaine vous donne, dix, onze, douze,
» quatorze, dix-sept, sept francs onze sous
» qu'on a trouvés sur vous, en tout, vingt-

» quatre francs cinquante-cinq centimes. Faites
» attention, je les mets dans le coin de votre
» tablier... Vingt-quatre francs onze sous ; ils
» sont noués là dedans. Que l'on dise à présent
» que les soldats sont pires que la troupe, et
» qu'il n'y a pas de bons b.... parmi les impla-
» cables. »

Adèle se confond en témoignages de reconnaissance. « C'est bien, c'est bien, vous remer-
» cirez une autre fois, lui dit le capitaine ;
» allez dormir, vous devez avoir besoin de
» repos.

— » Je crois bien, s'écrie le numéro sept,
» après une poussée comme celle qu'elle a eue.
» Hardi !... ma petite mère, appuyez-vous sur
» nous ;... ne craignez pas, je suis solide et le
» camarade aussi.

— » Oui, oui, appuyez-vous. »

Il était près de deux heures du matin quand
Adèle fut ramenée au logis. On frappe ; Frédéric vient ouvrir. En pénétrant dans le réduit
qu'Adèle leur indique comme son domicile, les
deux soldats sont effrayés. Pas le plus petit
meuble, les quatre murs, quelques pailles brisées, et sur cette litière deux femmes gisantes,
sans draps, sans couvertures, sans le moindre

lambeau qui les abrite. « Où allons-nous poser
» ça? demande l'un des soldats.

— » Donnez, donnez », répond Frédéric, en
leur arrachant des mains un pain dans lequel il
mord aussitôt; « Mâtin ! il a une soif épaisse, le
» camarade : allons, mesdames, levez-vous;
» nous vous apportons des vivres ; dis-donc,
» Parisien, partage-leur donc cette ration : as-
» tu un couteau?

LE PARISIEN. » Est-ce que nous avons de ça,
» nous autres? »

Après avoir rompu le pain, il s'approche de
l'une des femmes, et la prenant par le bras :
« Eh bien ! êtes-vous morte ? » Elle se tourne
de son côté. — « C'est toi! Ah mon doux Jésus »!
Puis apercevant le morceau, elle s'en saisit et le
dévore.

Susanne, qu'Adèle a appelée, se soulève sans
lui répondre; et après avoir considéré la lumière
avec un sourire à faire frissonner, elle étend les
bras : « Ils sont beaux les anges !... Vois-tu, ma
» sœur, ils ne m'ont pas trompée...C'est Adèle !
» elle est avec eux ! J'en veux manger une aile !
» Je savais bien qu'ils me prieraient de la noce !
» Elle est toute en blanc !... Elle a le chapeau !
» Non, monsieur, je ne danse pas, après le

» festin... L'oie! l'oie! Oui, oui, de l'oie! Ah!
» certainement; je l'aime beaucoup!.. Faites-
» moi passer de ces pigeons!

UN SOLDAT. » Elle bat la breloque, on voit
» qu'elle a le soleil dans l'estomac.

ADÈLE. » Prends-donc, chère amie, c'est du
» pain.

SUSANNE. » Du pain! Fi donc! est-ce qu'on
» mange du pain? Ces cervelles, elles sont
» excellentes.... Le dessert! le dessert! il est
» magnifique! des quatre mendiants, j'en met-
» trai dans mon sac...

ADÈLE. » Elle a le transport.

SUSANNE. » Des huîtres, j'en mangerais vingt
» douzaines. Dépêchez-vous, l'ouvreuse! Plus
» vite que ça.

ADÈLE. » Excusez-la; c'est le délire...

LE PARISIEN. » Pas de doute; c'est son petit
» bonhomme d'esprit qui est déménagé.

ADÈLE. » Mais Susanne, écoute-donc; c'est
» moi.... Tu ne me reconnais pas?... Je suis
» Adèle!

SUSANNE. » Il est gentil ton mari!...

ADÈLE. » Cesse d'extravaguer; voilà du pain,
» tiens.

SUSANNE. » C'est pour moi, n'est-ce pas?

ADÈLE. » Oui, c'est pour toi.

SUSANNE (Elle prend le pain, l'examine, le goûte). » Du pâté, c'est de chez Lesage ; la croûte » en est délicieuse (Elle mange avec voracité).

UN DES SOLDATS (à son camarade). » Que je » voudrais être riche !...

LE PARISIEN. » Et moi !... Quand ce ne se- » rait que pour faire du bien à des gens » comme ça !... Ça me brise le cœur ; tiens, » viens-t-en. Avez-vous par là une lampe ou de » la chandelle, que je vous l'allume ?

FRÉDÉRIC. » De la chandelle, quand il n'y a » pas de pain dans une maison !

LE PARISIEN. » Si nous leur laissions notre » bout ?

L'AUTRE SOLDAT. » Tu as raison ; le caporal ne » dira rien.

LE PARISIEN. » Eh bien ! va pour le bout. » Adieu les amis, tâchez d'être plus heureux.

ADÈLE. » Ah ! je n'oublierai jamais ce que » vous avez fait pour moi.

LE PARISIEN. » Adieu, adieu... A revoir.

L'AUTRE SOLDAT. » Ah ! sauvons-nous ! mi- » sère et compagnie !

LE PARISIEN. » Chut, chut, quand nous » serons dehors... »

Pour Adèle et pour ses compagnes c'était une belle journée, que celle qui allait commencer avec la prochaine aurore. Le soleil se levait sur vingt-quatre francs cinquante-cinq centimes qui leur appartenaient. Que de bénédictions elles donnèrent aux braves de l'implacable dix-huitième. Adèle était moulue, brisée des catastrophes de la veille, et pourtant elle était si contente d'avoir ramené l'abondance au logis, qu'à peine fut-il jour elle se mit à chanter. Quant à Susanne, son cerveau n'était plus livré à de trompeuses hallucinations. Le sommeil lui avait rendu la raison et le fantôme d'un banquet splendide n'irritait plus son appétit satisfait par une réalité moins séduisante, mais plus solide. « Je n'en reviens pas! disait-elle. » Comment, ce sont les militaires qui ont donné » tout ça... Pour un rien j'irai lui baiser au » derrière, à ce capitaine.

ADÈLE. » Et le sergent, et le caporal, » enfin tous, ils se sont comportés comme des » dieux.

FRÉDÉRIC. « Aussi ils peuvent bien comp= » ter que partout où je rencontrerai leur » régiment, il faudrait que je n'aie pas le » sou vaillant pour ne pas leur payer à boire :

» n'est-ce pas Henriette, qu'ils méritent bien
» qu'on leur fasse une honnêteté?

   HENRIETTE. » Oh ! oui, mon petit homme ,
» nous leur devons une belle chandelle ! sans
» eux , ça faisait aujourd'hui la finition. »

CHAPITRE LVII.

La marmite est renversée. — L'audience et la lecture de la Quotidienne. — Cassez-vous les bras et les jambes. — Avez-vous un
curé? — La justice est là. — Encore la grande figure. — Le second
déjeûner.

Une somme de vingt-quatre francs cinquante-
cinq centimes n'est pas un fond inépuisable ; la
société, qui le savait bien, s'intrigua pour trouver de l'ouvrage ; mais il n'y eut pas moyen de
s'en procurer. Le onzième jour, au matin, la
marmite était encore renversée. « C'est cette fois,
» disait Frédéric, qu'il nous faudra pendre
» nos dents au crochet. Qu'en pensez-vous,
» mameselle Adèle?

— » Je ne sais pas, j'ai un pressentiment ;
» je veux absolument me satisfaire sur ce point ;

» si je ne réussis pas , je n'aurai du moins rien
» à me reprocher.

— » Vous ne réussirez pas. Quand quelqu'un
» est dans le guignon, il a beau faire , il se noie=
» rait dans son crachat.

— » C'est égal , j'en aurai l'ame nette. »

Adèle sort et se rend chez le commissaire de
bienfaisance. A l'aspect du banc fatal sur le=
quel elle fit naguère une si triste station, elle
frémit, hésite, peu s'en faut qu'elle ne rétro=
grade. Cependant il n'est pas midi , on ne
peut refuser de l'introduire. Elle s'arme de ré=
solution et franchit le seuil. « Où allez-vous? »
lui crie l'inflexible portier.

— » Chez monsieur.

— » Il ne fait pas jour. Vous repasserez
» à onze heures. »

Adèle ne manque pas de revenir. Le coup
de cloche d'avertissement est donné. « Vous
» pouvez monter. » Elle monte, et après avoir
subi les délais et les impertinentes curiosités de
l'antichambre, elle obtient l'audience qu'elle
sollicite.

Le commissaire la reçoit : il est nonchalam=
ment assis dans un fauteuil, et les yeux attachés
sur la Quotidienne, dont un article le fait sourire.

» Que demandez-vous? » dit-il. Adèle expose sa situation et celle de ses amis. Le tableau qu'elle déroule est des plus déchirants ; mais il n'a pas daigné suspendre sa lecture, et déjà depuis vingt minutes elle a cessé de parler, lors= que jetant le journal sur un guéridon, il rompt le silence par ce singulier *à parte :* « Ma foi, tout » bien considéré, c'est aux Variétés que j'irai ce » soir. Ah ! vous êtes-là, la femme. Vous dites » donc que?...

— » Monsieur, je viens implorer...

— » Oui, je vois ce que c'est. Êtes-vous » mère de famille ?

— » Non, monsieur.

— » Vous n'avez pas soixante ans. Avez- » vous quelques infirmités ?

— » Non, monsieur.

— » Vous êtes jeune, vous vous portez bien, » vous avez de bon bras, que voulez-vous de » plus ? Que le bureau de charité vous entre= » tienne à rien faire ?

— » Je suis ouvrière, et je ne demanderais » pas mieux que de travailler.

— » Est-ce à nous à vous donner du tra= » vail ?

— » Ah ! monsieur, si c'était un effet de

Tome iv.   12

» votre bonté ; je suis dans la dernière des mi=
» sères.

— » Le bureau n'y suffirait pas, s'il fallait
» secourir tous ceux qui sont comme vous.
» Avez-vous des recommandations? connaissez-
» vous quelqu'un ?

— » Non, monsieur.

— » Faites appuyer votre demande, alors
» on verra.

— » Mais, monsieur, par qui voulez-vous
» que je la fasse appuyer ?

— » N'avez-vous pas un curé dans votre pa-
» roisse? c'est bien simple, apportez-moi une
» lettre de lui.

— » La démarche exige du temps, et je suis
» sans pain.

— » Tant pis pour vous, je ne peux qu'y faire.

— » En attendant, que deviendrai-je? il fau-
» dra donc que je me mette voleuse?

— » Comme il vous plaira , mais la justice
» est là ; au surplus, vous n'avez plus rien à me
» dire ; bonjour , bonjour. »

Alors il se lève et sonne ses gens. — « Eh
» bien! vous restez-là , vous ne m'avez donc
» pas entendu?

— » Pardon », balbutie Adèle qui , sous les

longs plis de l'immense robe de chambre dans laquelle il est enveloppé, a cru reconnaître la grande figure à laquelle avaient obéi les mouchards. A ce moment un domestique paraît.

— « Qu'ordonne, monsieur?

— » Dites à la cuisine qu'on serve mon second déjeûner, et dépêchez-vous, je me meurs de faim. Vous ferez mettre les chevaux à la voiture pour trois heures.

— » Monsieur ira-t-il à la bourse?

— » Oui, allez. »

Adèle est immobile et muette. « Quand vous me regarderez jusqu'à demain, lui dit le commissaire, que vous en reviendra-t-il? Voulez-vous m'obliger à vous faire prendre par les épaules? Je vous le répète, voyez votre curé. »

Adèle n'avoit rien à objecter, et moitié indignée, moitié interdite. « Je vous remercie, dit-elle au commissaire, en prenant congé de lui, je suivrai votre avis. »

12.

CHAPITRE LVIII.

Un prêtre doit être humain. — Le presbytère. — Les apprêts d'un galas. — Les dévotes. — La curiosité. — L'abbé Tatillon, ou le majordome. — *Te Deum laudamus.* — Regrets à la comète. — Une indiscrétion. — Mêlez-vous de vos rabats.

Adèle s'achemine vers la demeure du curé. Si on me rebute, pensait-elle, eh bien! moi je ne me rebuterai pas, et si le sort s'acharne à me poursuivre, il ne sera pas dit que les torts sont de mon côté. Je tenterai toutes les voies du salut. Mais comment l'aborder ce curé? Je ne fréquente pas les églises, il ne m'a jamais vue; peut-être va-t-il me réprimander. Au fait, il ne me mangera pas; c'est un prêtre, les prêtres doivent être humains, charitables; la religion leur commande d'accueillir tout le monde, et puis qu'est-ce que je demande ? une lettre, cela coûte si peu d'écrire une lettre ! Non plutôt mourir que de m'adresser à ce méchant commissaire. Mourir ! c'est bien cruel à mon âge. Une fois je m'en suis senti la force, je ne l'aurai plus. Je raconterai tout au curé, toutes mes traverses, celles de mes amis, il saura tout depuis *Pater* jusqu'à *Amen*, et s'il a des entrailles, s'il est chrétien, il ne pourra s'empêcher de compatir à nos maux, et de nous accorder quelque secours.

Tout en s'abandonnant à ces réflexions, Adèle arrive au presbytère, le concierge, près de qui elle s'informe si le pasteur est visible, lui indique au fond de la cour un pavillon. « Entrez-là, lui dit-il, vous y trouverez M. l'abbé. » Adèle suit l'indication; et après avoir inutilement frappé, elle pousse la porte, et pénètre dans une vaste salle, où sur un buffet étincelant d'or et de vermeil, sont étalées toutes les délices du paradis terrestre. Des femmes s'agitent et circulent dans tous les sens : « Ça fera mieux » comme ci; ça fera mieux comme ça! —Le coup » d'œil est charmant ! — Cette crême est déli= » cieuse ! — Que dites-vous de mon buisson de » méringues »? Toutes ces femmes sont si affai=

rées, qu'elle s'avance d'abord sans en être aperçue.

« Rangez-vous donc, vous gênez le service.—

» Allons, vous avez failli me faire briser le

» nogat. » Puis vient la question , « Que faites-

» vous ici?» adressée par une sœur de la Visitation.

« Que veut cette femme ? » demande presque

en même temps une religieuse du Sacré-Cœur.

—« Madame désire quelque chose? » dit inter-

rogativement une chanoinesse qui paraît présider

à tous ces apprêts. « Demoiselle Marie, voyez un

» peu ce que madame désire ? »

Demoiselle Marie s'approche d'Adèle : «Que

souhaite madame?

— » Je souhaiterais avoir l'honneur de par-

» ler à monsieur le curé.

— » Mais si vous avez quelque chose de

» pressé à lui dire, vous pouvez me le communi-

» quer , c'est comme si vous parliez à lui-même,

» je lui en rendrai un fidèle compte ; d'abord,

» est-ce pour affaire du culte ou pour affaire

» personnelle ?

— » J'aurais besoin de l'entretenir en par-

» ticulier.

— » En particulier, ma chère! oh ! l'on ne

» parle pas comme cela à M. le curé.

— » Faites-lui par écrit la demande d'une

» audience, et s'il juge à propos de vous rece=
» voir, il vous répondra.

— » Il me répondra, demain peut-être il
» ne sera plus temps.

— » Si vous êtes si pressée, il me semble
» que vous pouvez bien me confier le motif
» qui vous amène.

— » Je ne puis le dire qu'à M. le curé.

— » Ah! c'est différent, je ne veux pas le
» savoir : si je vous fais cette question, c'est
» uniquement dans votre intérêt......., vous
» avez des secrets, gardez-les madame, gardez
» les ; je suis bien bonne de m'en occuper...

— » Puisque demoiselle Marie est la gou=
» vernante de céans, dit une sœur du pot, qui
» avec des fines herbes et des anchois s'amuse à
» dessiner sur des assiettes les instruments de
» la passion, pourquoi lui faire un mystère de
» votre démarche?

— » Chacun a ses raisons, ma sœur.

— » Dieu nous garde de chercher à pénétrer
» les vôtres, ma chère enfant, ce n'est pas la
» curiosité qui nous guide ; nous, être curieuses !
» ô doux Jésus! ce n'est pas notre défaut ; ce=
» pendant j'estime qu'il vaudrait mieux pour
» vous nous expliquer de suite.

— » Mais cessez de solliciter madame, crie
» ironiquement la chanoinesse; elle n'est pas
» obligée de s'ouvrir à vous...

— » Oh! je vois ce que c'est, reprend demoi=
» selle Marie, c'est encore quelque caimandeuse,
» il en pleut ici, on ne voit que de ça; on dirait
» qu'il n'y a qu'à se baisser et en prendre...;
» les aumônes, les aumônes, elles ne sont
» pas déjà si abondantes; jamais nous n'avons
» été plus obérées : et puis nous avons nos
» pauvres...

— » Mais ne vous démanchez donc pas mal
» à propos, vous ignorez ce que je veux, et ce
» n'est pas à vous que je prétends m'adresser.

— » Voyez-vous l'insolente!

— » Le cœur haut et la fortune basse, observe
» la chanoinesse; elles sont toutes comme cela.

— » On doit être humble quand on n'est pas
» riche, remarque la sœur de la Visitation.

— » Personne n'est plus charitable que moi,
» affirme la sœur du Sacré-Cœur; mais j'aime
» que l'on soit soumis: ah c'est bien joli la sou=
» mission! si madame nous avait fait part de ce
» qu'elle veut, nous nous serions peut-être fait
» un plaisir de lui prêter notre appui. »

Au même instant, cet état-major de gou=

vernantes, de servantes, de béguines, de cha-
noinesses et de dévotes de tout âge et de toutes
les couleurs entoure la solliciteuse.—*Dites-nous,
—Confiez-nous,—Exposez-nous*, lui crie-t-on;
et cent autres interpellations volantes plus ou
moins impératives viennent simultanément l'as-
saillir. — « Quand vous vous mettrez après
» moi comme des happechairs, s'écrie Adèle,
» qui ne sait plus à qui répondre, je n'ai rien
» à démêler avec vous. »

Tandis qu'elle fait ainsi tête à l'orage, l'atmo-
sphère se remplit des parfums les plus suaves.
O l'agréable odeur! elle s'exhale du fin mouchoir de batiste que déploie un jeune abbé
frais et gaillard, qui arrive un bougeoir à la
main et en s'essuyant le front. « Pancrace, faites
attention où vous posez les pieds, recommande
ce majordome à un gros garçon dont le bras et
la hanche sont également meurtris du poids
d'une quarantaine de bouteilles miraculeuse-
ment entassées dans un panier.

— « Prenez garde, ajoute l'abbé, il y a un
» pas..., c'est ça; ah! voilà notre Chambertin
» qui est sauvé, ce n'est pas sans peine, n'est-
» ce pas sommellier? *Te Deum laudamus.*

— » Monsieur l'abbé, où l'avez-vous pris?

» demande demoiselle Marie, c'est du caveau
» du fond?

— » Oui, du caveau de la comète.

— » A la bonne heure,

» Savez-vous qu'il diminue à force d'en boire;
» ah! s'il plaisait au Seigneur nous envoyer en-
» core un astre. » Il se redresse comme offusqué
par l'aspect d'un visage étranger, et considérant
Adèle. « Je ne connais pas madame?

— » Madame voudrait voir M. le curé.

— » Monsieur le curé; ah! il a bien d'autres
» chiens à fouetter... (à Adèle); vous ne pou-
» viez, madame, prendre plus mal votre temps,
» M. le curé ne sera pas libre de toute la jour-
» née...; nous avons à dîner MM. de la Fabri-
» que et les Pères de la Mission, et vous sentez
» que lorsqu'on est en galas (avec un air ai-
» mable), on sait bien quand on commence,
» mais on ne sait jamais quand ça finira...; au
» surplus, que voulez-vous à M. le curé? êtes-
» vous une de ses ouailles?

— » Je ne sais pas monsieur.

— » Et qui le saura si ce n'est vous? Diantre,
» diantre..., oui, oui (il bredouille), ah! je
» vois, je vois, ce n'est qu'à lui que vous en
» avez...; aussi bien je n'aurais pas le loisir de

» vous entendre, j'ai de la besogne par-dessus
» les yeux...; je ne vous conseillerai pas de
» repasser à l'issue de l'office, M. le curé sera
» fatigué, il sera bien aise de se jeter un mo=
» ment sur son lit, ensuite il faudra se mettre
» à table...; non, réflexion faite, écrivez-lui.

— » C'est ce que nous avons dit à madame »,
observe mademoiselle Marie.

— » Où bien, reprend l'abbé, il est encore
» un moyen...

— » Eh! l'abbé, s'écrie la gouvernante,
» mêlez-vous de vos rabats... Votre moyen :
» pensez-vous que je ne l'aurais pas indiqué
» tout aussi bien que vous, si j'avais voulu?
» Mais, vous savez comme monsieur est
» content, quand on va le trouver à la sa=
» cristie.

— » A la sacristie, » murmure tout bas Adèle,
pour qui ce mot est un trait de lumière. Et
sur-le-champ, faisant une révérence qu'on
ne lui rend pas, elle prend son essor, et court à
l'église.

CHAPITRE LIX.

Le sacristain. — Demoiselle Marie, ou le mot de passe. — Les deux
curés ou le parallèle. — L'ancien et le nouveau. — Charité bien
ordonnée. — La représentation. — Les registres de l'état civil. —
Tableau d'une profonde misère. — Personne ne meurt de faim. —
La malédiction. — Une confession générale.— Toujours la grande
figure. — Impertinente allusion. — Le baptême et l'enterrement.
— Le comédien charitable.

Déjà elle est sous les voûtes du sanc=
tuaire. Elle cherche la sacristie. « Derrière le
» chœur, à gauche, vous verrez l'inscription
» en lettres d'or, lui dit un donneur d'eau
» bénite. »

Adèle lit, « c'est ici, » elle entre.

« Dites-donc, dites-donc, où allez-vous si
» vite ? crie en l'arrêtant par sa jupe un homme
» qu'une ample robe noire et la calotte dont

» son chef est couvert désignent comme un des
» serviteurs du temple : est-ce pour un bap-
» tême, pour un mariage, pour un enterrement,
» pour des messes , pour le Saint-Viatique? Il
» y a la sonnette des Sacrements.

— » Monsieur le curé.

— » De la part de qui?

— » De la part de demoiselle Marie.

— » De demoiselle Marie ; soyez la bien
» venue, ma chère dame... Vous allez le voir,
» monsieur le curé...; mais, pour le moment,
» il est encore *in pontificalibus*, et il vous
» faudra attendre qu'il soit déshabillé. Prenez
» la peine de vous asseoir..., là bas, sur le
» banc, auprès de la croisée : entendez-vous?
» il est au vestiaire , vous le guetterez sortir...,
» et alors vous lui défilerez votre chapelet...
» Ah! c'est un bien digne homme, que M. le
» curé!

— » Vous me mettez du baume dans le
» sang.

— » Et généreux, et compatissant. Bien-
» heureux ceux qui vivent autour de lui! La
» paroisse lui doit beaucoup. D'abord, il a fait
» redorer le tabernacle et la grille du chœur...
» Vingt mille francs, qu'on a dépensés pour

» cela ; ensuite, nous sommes plus largement
» rétribués que sous son prédécesseur. Pour
» celui-là, Dieu veuille avoir son ame ! Il avait
» toujours à ses trousses un tas de pauvres, de
» fainéants, de rien qui vaille ; pour leurs beaux
» yeux, il nous mettait à la portion congrue.
» Il nous aurait mis à la paille… Et lui-même,
» il se refusait tout, on n'est pas bourreau de
» sa personne à ce point ; le dernier des maçons
» vivait mieux que lui. S'il avait osé, je crois
» que, pour leur faire plaisir, il se serait volon=
» tiers laissé tout nu et les manches pareilles :
» charité bien ordonnée commence par soi-
» même et par ses proches. D'ailleurs le chef de
» la paroisse doit avoir de la représentation ;
» eh bien ! il avait l'air d'un grigou ; une sou=
» tane râpée, un vieux chapeau, des surplis
» pleins de reprises… On lui aurait mis un liard
» dans la main, on n'en aurait pas donné un
» de toute sa défroque, et il était chien avec
» nous, comme si les premiers pauvres n'étaient
» pas dans l'église : c'est tout dire, c'était un
» janséniste : il était question de l'élever à l'é=
» piscopat ; je plains le diocèse qui l'aurait eu ;
» une fluxion de poitrine, qu'il a attrapée en
» allant, pendant une nuit d'hiver, porter

» l'Extrême-Onction à un malade , l'a envoyé
» *ad Patres*... Allez, il n'a pas été regretté... ;
» mais maintenant ça va bien , et ça ne peut
» manquer d'aller de mieux en mieux. Quand
» nous aurons un tabernacle en or , et je n'en
» désespère pas , nous avons déjà le soleil , tout
» le monde s'en sentira , moi comme les autres.
» Il n'y a que cette maudite chambre qui nous
» tracasse... Sans elle , je vous réponds que
» nous serions bientôt au-dessus de nos af=
» faires.

    — » Eh quoi ! vous avez trop de loyer ?

    — » Non , non , ce n'est pas ça. Je m'en=
» tends...A l'aide de Dieu et de la Congrégation,
» nous viendrons à bout de nous en débarrasser.
» Mais vous êtes femme , et ceci est au-dessus
» de votre portée... Puisque vous venez de la
» cure , vous n'ignorez pas qu'on y prépare un
» festin splendide... Ces messieurs se rassem=
» blent, ce n'est pas pour des prunes , j'en suis
» sûr , ils vont délibérer , c'est pour prendre
» une décision... Il y a quelque chose qui se
» mitonne , j'en mettrais ma main au feu. Que
» le Saint-Esprit leur prête ses lumières ; ils
» n'en ont pas besoin , je le sais , mais ça ne
» nuit pas... Ah ! tandis que nous sommes à

» causer, voici justement M. le curé; si je
» n'avais pas fait attention, il allait vous échap=
» per... Dépêchez-vous, dépêchez-vous, c'est
» cette mine rougeaude, ce bel homme qui a
» le gros ventre. Quel embonpoint!... Il repré=
» sente, celui-là, au moins, je ne vous ai pas
» trompé. Allez, il s'approche du bureau des
» naissances... Ah! c'est qu'il va apposer son
» seing sur les registres de l'état civil : c'est là
» encore un vol qu'on nous a fait. Ne le dé=
» rangez pas; mais, dès qu'il aura fini, vous
» ne risquerez rien de l'aborder. Vous verrez
» comme il est affable, quand on lui revient.

— » Puissé-je lui revenir! » soupira Adèle
en se séparant du sacristain; et pour être
à même de parler au curé aussitôt qu'il dépo=
sera la plume, elle va se placer derrière le
fauteuil où il est assis. Après avoir paraphé
quelques feuillets, le pasteur se retourne, et
laissant tomber sur Adèle l'un de ces regards
étudiés, dans lesquels le sentiment de l'impor-
tunité se cache sous un faux semblant de bien=
veillance. « Vous avez quelque chose à me dire? »
lui demande-t-il de ce ton doucereux, dont
l'apprentissage se fait à Saint-Acheul.

— « Oui, monsieur le curé.

— » Et qu'avez-vous à me dire?

— » Vous voyez devant vous une misérable
» femme qui ne sait plus où donner de la tête;
» mais ce qui me chagrine le plus, c'est que je
» ne suis pas seule, nous sommes quatre. Oui,
» monsieur le curé, quatre, trois femmes et un
» homme..., tous malheureux comme les pier-
» res... Pas une miette de pain à nous mettre
» sous la dent... Pas la plus petite loque à
» vendre où à engager...Que ne pouvez-vous pé-
» nétrer dans notre taudis? vous en frémiriez...
» Enfin, vous êtes à même d'en juger, vous
» avez l'échantillon sous les yeux; il gèle à
» pierre fendre, et par le froid qu'il fait je n'ai
» que cette simple robe de cotonnade, encore
» s'en va-t-elle en lambeaux, et vous voyez
» que je marche sur la chrétienneté.

— » Oui, malheureusement, je vois ça,
» mais que voulez-vous que j'y fasse? Les apô-
» tres aussi, allaient nu-pieds.

— » Au nom de Dieu, monsieur le curé, ne
» nous abandonnez pas. Si vous refusez de nous
» donner assistance ç'en est fait de nous.

— » En voilà encore une; ils s'imaginent
» tous que nous roulons sur l'or et sur l'argent,
» à voir comme ils tirent sur nous à boulets

» rouges, vraiment, on croirait que nous bat=
» tons monnaie... Nous sommes obsédés, ac=
» cablés, assommés, nous aurions les revenus
» de Lafitte, ce ne serait pas pis... Il y a le co=
» mité de bienfaisance, que ne vous adressez-
» vous au comité?

— » Ah! monsieur, le comité, quand on
» meurt de faim!

— » Contes que tout cela : personne ne
» meurt de faim à Paris.

— » Juste ciel! il est donc un état plus af=
» freux que la misère! la misère, à laquelle on
» ne croit pas.

— » Je ne révoque pas en doute ce que vous
» me racontez de votre situation ; mais à l'im=
» possible nul n'est tenu. D'ailleurs, quels sont
» vos titres aux libéralités des fidèles? J'en suis
» le dispensateur, il est vrai, mais je leur dois
» compte des aumônes que je fais... Par qui
» m'êtes - vous amenée? approchez-vous des
» sacrements? quel est votre directeur? »

(Adèle baisse la vue et se tait.)

« Vous vous taisez; je ne le vois que trop,
» vous êtes une impie, une athée, une héré=
» tique, une incrédule. »

(Elle veut parler, des sanglots étouffent sa voix.)

« Qu'avez-vous à répondre, ame damnée ?
» Ce n'est pas pour vous que la manne tombera
» du ciel... »

(Adèle se prosternant à ses genoux et les
embrassant.) « Monsieur, mon père, je suis
» une grande pécheresse... Je mérite tous vos
» reproches... J'ai oublié mes devoirs de reli-
» gion... Oh! je suis bien coupable.

— » Relevez-vous, vous êtes dévouée à
» Satan, c'est moi qui vous le dis.

— » Ah! pardonnez-moi, je ferai tout ce
» que vous m'ordonnerez, je me soumettrai à
» toutes les pénitences.

— » Il est bien temps : vous demandez à vous
» réconcilier avec le Seigneur parce que vous
» avez besoin de lui ; le Seigneur vous repousse,
» il vous maudit.

— » Je prierai tant que je l'appaiserai.

— » Oui, priez-le, offrez-lui vos afflictions ;
» expiez, par un repentir de tous les instants,
» l'indifférence dans laquelle vous avez vécu,
» mais aussi long-temps que vous serez indigne,
» n'espérez rien ici.

— » O malheur! malheur!

— » Vous êtes grande, forte, bien constituée,
» que ne travaillez-vous ?

13.

— » Que je travaille! On m'évite, on me fuit,
» on m'expulse de partout. Oh! vous avez rai=
» son de le dire! nous sommes maudits; la ma=
» lédiction nous suit en tous lieux; que ne
» puis-je recommencer ma vie! la coquetterie
» ne me tenterait plus. Quand on est jeune,
» que l'on ne prévoit guère tout ce qui en ré=
» sulte! Mieux eût valu pour moi me rompre
» le cou, que d'avoir écouté la sorcière qui
» me détourna de chez mes parents! Elle m'a=
» morçait avec des chiffons, la magicienne! et
» moi qui croyais qu'elle voulait mon bien!
» C'est elle qui est cause de tout; c'est elle
» qui m'a plongée dans l'abyme; sans elle, ja=
» mais je n'aurais connu les mouchards. Je
» n'aurais pas (de sa main elle se couvre les
» yeux).... Mon père et ma mère, hélas! en
» sont morts de chagrin! Et moi, leur fille, le
» confesserai-je, au lieu de me corriger, j'ai
» mis le comble à mon inconduite! Oh! j'en ai
» été cruellement punie, je le suis encore; et
» pourtant j'ai passé seize ans de ma vie à
» Saint-Lazare! Oui, monsieur, seize ans.

— » Eh quoi! une sentence vous a flétrie!
» retirez-vous de moi, infâme! vous me faites
» horreur!...

—» Vous me chassez, vous me traitez
» comme la dernière des dernières ; il n'est donc
» pas vrai que le Sauveur ait pris Madeleine en
» pitié ? il n'est donc pas vrai qu'il ait pardonné
» à la femme adultère ? il n'y a donc pas eu de
» saint Vincent de Paule ? il nous trompait
» donc, l'aumônier de la prison, quand il disait
» que la miséricorde de Dieu est inépuisable ?
» non, il ne nous trompait pas ; elle n'a pas
» menti cette bouche si pure de laquelle il ne
» sortait que des paroles de consolation ! Grand
» saint Vincent de Paule, vous dont il nous en-
» tretenait si souvent ; vous qui, pour con-
» vertir les malfaiteurs, vous attachiez à leur
» chaîne ; vous dont il imitait toutes les vertus,
» intercédez pour moi.... Que n'êtes-vous en-
» core sur cette terre ! vous seriez touché de
» mes larmes, vous ne me rebuteriez pas !

—» Saint Vincent ferait comme il l'enten-
» drait, moi je fais comme je puis, et je ne
» puis rien. Je vous le réitère, je ne puis rien ;
» c'est fâcheux pour vous, mais vous me compre-
» nez : ainsi ne m'importunez pas davantage. »

— (Se relevant.) « Écoutez-moi, monsieur
» le curé, je vous en conjure.

—» C'est inutile.

— » Un mot, un seul mot.

— »Cette femme est insupportable!…Eh bien!
» quel est ce mot ? Ne me faites pas languir; vous
» le voyez, on vient me chercher » (Il se tourne
vers la porte, et faisant de la tête plusieurs incli=
nations accompagnées de ce sourire plein d'a=
ménité, qui, sur une physionomie exercée,
peut se marier à une expression contraire, il
imprime à sa main un aimable balancement).
« Une minute, mon cher marguillier, l'affaire
» expédiée, je vous suis. »

Adèle est encore une fois saisie à l'apparition
de la grande figure; car le marguillier est aussi
le commissaire de bienfaisance : sa langue s'est
attachée à son palais; le curé la presse de parler.

— « Est-ce pour aujourd'hui ?

— » Je suis sans pain !…. » est, au milieu des
sanglots et des pleurs, tout ce qu'elle parvient
à faire entendre.

— « Encore la même chanson ! vous me l'a=
» vez déjà dit; au reste, si vous voulez qu'on
» s'intéresse à vous, commencez par faire votre
» paix avec le ciel. Tâchez d'obtenir la rémis=
» sion de vos péchés; faites une confession géné=
» rale, et apportez-nous un billet qui atteste que
» vous avez rempli ces actes de catholicité; enfin

» donnez-nous des marques éclatantes de votre
» repentir; pleurez sur vos erreurs; abhorrez
» vos crimes; gémissez ! gémissez ! purifiez-
» vous; déposez la souillure de vos égarements;
» accusez-vous de toutes vos turpitudes.

— » Eh! monsieur, comptez-vous pour rien
» l'aveu en quelque sorte public qu'elle vient
» d'en faire?» interrompt un des spectateurs de
cette scène, qui, s'approchant d'Adèle, lui
glisse dans la main une pièce de monnaie : «O
» Dieu! s'écrie-t-il,

Lasciate ogn'esperanza voi ch'entrate !!!

» Est-ce à la porte de ton temple qu'on devra
» lire cette enseigne de l'enfer?»

Le curé lance à l'interrupteur un regard fou-
droyant; puis se tournant vers l'un des desservants
qui sont auprès de lui : « Avez-vous entendu
» ce qu'il a marmoté en latin...? c'est sans doute
» quelqu'impertinente allusion prise des saintes
» écritures.

— » Je vous demande pardon, c'est un vers
» du Dante, qui veut dire : vous qui entrez ici,
» renoncez à tout espoir.

— » C'est une insulte; il est bien audacieux de
» venir jusque dans le saint des saints, faire la cen-
» sure de nos actions : quel est donc ce monsieur?

En réponse à cette question, le bedaud, qui
a été admis en tiers dans le colloque, présente
un carré de papier.... le curé lit : « *artiste dra-*
» *matique*....; ah! cela ne m'étonne plus, un
» comédien, un saltimbanque, un.... On ne
» peut pas refuser le baptême à son enfant...;
» quant à lui, j'aurai ma revanche...; je l'at=
» tends..., à son enterrement.»

En fulminant à demi-voix cette excommu=
nication, le curé prend le bras du marguillier;
ils s'éclipsent tous deux, et le même carrosse les
emporte avec leurs anathèmes.

Adèle, dans la stupéfaction de tout ce qu'elle
a vu et entendu, reste immobile...

« Allons, ne perdez pas courage, lui dit
» le comédien, essuyez vos larmes; il y a de
» bons prêtres et de bonnes âmes...; vous en
» trouverez; et puis, la Providence est grande,
» vous avez aujourd'hui de quoi manger...

— » Ah! monsieur, sans vous.

— » Ne parlons pas de cela, allez déjeûner,
» voilà l'essentiel, allez... (A part gesticulant
» et marchant à grand pas.) Abominable
» préjugé! pauvre femme! je regrette presque
» de ne l'avoir pas prise pour marraine. »

Les amis d'Adèle soupiraient après son retour;

elle entre en leur jetant une pièce de vingt francs : « Tenez les autres.

— » Un jaunet !

— » Ah ! oui, c'est un brave homme qui me » l'a donné, un comédien.

— » Un comédien !

— » Je vous conterai ça; en attendant il faut » aller à la provision...; oh ! mes amis, le com- » missaire de bienfaisance, le curé, les dévots, » les dévotes, quelle engeance! quelle engeance! » ce n'est rien que de le dire. Il faut bien nous » ménager au moins, et faire vie qui dure, car » ce n'est pas à la cure qu'on nous en donnera » quand nous n'en aurons plus. Nous allons d'a- » bord prendre un morceau à la gargotte, sim- » plement pour ne pas mourir, une tête de » mouton et la soupe au chou ; voilà la carte, » entendez-vous? après ça nous verrons à nous » retourner. »

Ce repas si modeste fut bientôt terminé ; on se rendit ensuite à la halle, où l'on acheta deux sacs de pommes de terre et quelques autres lé- gumes...; quinze francs furent dépensés ; mais en restant sur son appétit, on avait des vivres pour près d'un mois.

CHAPITRE LX.

Le mois trop tôt passé. — Visite aux bienfaiteurs. — Ils sont partis.
— Les voitures de deuil. — Les habitués des funérailles. — Les
apostrophes. — Les laquais. — La chapelle ardente. — On doit
la vérité aux morts. — Le chef des comparses. — La plaine des
Vertus. — Le tambour bat. — Atroces railleries. — Une bagarre.
— L'excommunié. — Dieu ! c'est lui. — Est-ce une vision ? —
Les vanités de l'impie. — Le tamtam. — Les deux battants. —
Le clergé. — Les coins du poêle. — La grande figure reparaît. —
Haine au monde.

Ce mois s'écoula trop vite, il expira avant
la morte-saison. La société, après avoir en vain
battu le pavé pour solliciter de l'ouvrage, se
vit de nouveau menacée par la famine; on était
à la fin de mars : « Trente et un, jour sans pain,
misère en Prusse » telles furent les premières
paroles que le serrurier proféra à son réveil.

— » O débine qui a tué mon père, s'écria
» Susanne !

— » Ce n'est que trop vrai, nous y voilà
» jusqu'au cou, soupira sa sœur.

— » Oui, reprit Frédéric, nous sommes
» revenus au point où nous étions il y a eu
» hier un mois jour pour jour ; si mameselle
» Adèle pouvait encore rencontrer quelques-
» uns de ces implacables de la dix-huitième qui
» sont si bons enfants, ou seulement ce brave
» comédien !

— » Oh ! je n'aurai pas tant de bonheur que
» ça ; je trouverai plutôt quelque pierre pour
» me casser le cou.

— » Si fait, vous mameselle, vous avez du
» bonheur, c'est toujours vous qui nous avez
« sortis d'embarras ; je suis sûr que si vous vous
» mettez dans la tête de le faire, vous ne re=
» viendrez pas les mains vides.

— » Les jours se suivent, mais ils ne se res=
» semblent pas, et je n'ai pas idée que cette
» fois...

— » Pourquoi jeter ainsi le manche après la
» coignée...? vous avez été bien inspirée, il
» n'est pas dit que vous ne le serez plus.

— » Que voulez-vous que je fasse ?

— » Cet officier, ces militaires qui nous ont
» racheté la vie, ce comédien qui a été si gé-
» néreux, ils ne sont pas morts.

— » Oui, mais où les retrouver ? pour les
» militaires, c'est peut-être aisé; pour le comé-
» dien, j'ignore son nom; et allez donc chercher
» une aiguille dans une botte de foin.

— » Vous savez de quelle paroisse il est.

— » C'est juste, mes amis, vous avez raison ;
» il faut que je les déterre, il n'y a pas de
» milieu, je les déterrerai et ils ne nous lais-
» seront pas périr.

— » Ah bien j'aime ça, nom d'un nom! »

Adèle ne fut pas longue à se préparer; elle
courut tout d'une haleine à la caserne; les voisins lui apprirent que le régiment était parti de
la veille. Cette nouvelle fut pour elle un coup
de foudre, car il s'en fallait qu'elle fût certaine
de découvrir la demeure du comédien, son dernier bienfaiteur; sombre et pensive, agitée par
des pressentiments divers, elle calcule les suites
fatales d'un nouveau désappointement. Un bruit
dont elle ne s'explique pas d'abord la cause, vient
la tirer de sa rêverie : une longue file de voitures de deuil s'avance lentement; en tête, traîné
par quatre chevaux couverts de panaches et de

housses brillantes, est le char funèbre tout en-
vironné de trophées ; vingt-quatre carosses
drapés suivent immédiatement....... Ce n'est
que pour un grand que peuvent avoir été com=
mandées ces pompes de la mort. Adèle se rap=
pelle que, dans ces occasions, la vanité des
parents du défunt achète par des aumônes les
regrets du pauvre qu'il ne connut pas de son vivant. « Il y aura des pleureuses, se dit-elle à elle-
» même; je serai du nombre, et l'on me paiera. »
Dans cette persuasion, elle devance le char et
ne tarde pas à apercevoir sur la façade d'un
hôtel immense, ces tentures lugubres, dont la
profusion dépose de l'opulence du patron qui
va le quitter. Non loin de là, une centaine de
gens mal vêtus, hommes et femmes circulent
dans la rue : ceux-ci battant la semelle, ceux-là
ramenant avec violence leurs deux bras sur la
poitrine, tandis que d'autres, également pour se
réchauffer, avalent au prochain cabaret ce verre
de *consolation* dont leurs mains absorberont le
reste; ce sont là des habitués de toutes les fu=
nérailles. Adèle est pour eux un visage nouveau,
elle n'a pas encore ouvert la bouche, cependant
pas un d'eux ne s'est mépris sur ses intentions;
elle leur fait ombrage, et sans s'être concertés

à l'avance, tous conspirent pour l'écarter.

« Ne vous pressez pas tant, lui crie un
» de ces mendiants ; nous sommes au com-
» plet.

—— » Ous qu'elle va ste particulière ? » dit une
espèce d'ivrogne, en s'efforçant de lui barrer le
passage.

Puis vient le tour d'une ancienne poissarde.

« Eh ! dis donc, ma petite, t'accours la
» gueule enfarinée ? les trois livres, la torche et
» la guenille, ça te passera devant le nez, c'est
» pas le tout de se lever matin, faut arriver à
» l'heure. Eh mon compère ! madame a besoin
» d'une aune de serge, toi qu'es galand, cède
» lui donc la tienne ? — Bah ! est-ce qu'elle est
» inscrite à la section pour avoir du drap noir ?
» — Oui, oui, c'est dit, madame veut le chif-
» fon, le chiffon, c'est rien ; mais le petit écu,
» elle est pas dégoûtée. »

Malgré ces apostrophes, Adèle poursuit son
chemin, et passant devant la loge du Suisse sans
être aperçue, elle se dirige vers une espèce de
péristile à claire-voie fermée, sous lequel est une
troupe de laquais, les uns s'entretenant à haute
voix, les autres jouant aux cartes, tandis qu'à
quelque pas de là sous le vestibule, transformé

en chapelle ardente , deux prêtres en vigiles auprès du cercueil, récitent les litanies des morts.

« Atout, c'est du pique.

— » Qu'est-ce qui relève?

— » C'est à toi.

— » Je ramasse.

— » A moi à donner.

— » Je demande quatre cartes.

— › Es-tu content?

— » Je demande encore.

— » Mes amis, il faut boire aujourd'hui ;
» ils boivent bien, ils ont bien bu les....

— » Chut, chut.

— » Est-ce qu'ils entendent?

— » Tu vois pas qu'il y en a un qui dort, il
» ronfle de bon cœur.

— » Il fait le serpent pendant que l'autre dit
» ses prières.

— » C'est l'accompagnement.

— » Oui, le faux bourdon.

— » Et mille zieux, arrive qui plante, c'est
» des choux ; j'ai toujours empoigné les clés de
» la cave, c'est le principal.

— » Et moi celles de l'office.

— » Oh! il faut nous en taper une culotte,
» il n'y a pas à dire; qu'en penses-tu chasseur?

— » Moi, je suis comme le cocher, on n'a

» qu'à me faire signe; eh! pardieu, si on ne se
» donnait pas un peu de bon temps : on n'a
» que celui que l'on prend...; et puis, c'est
» pas tous les jours qu'on enterre monsieur le
» duc; il nous a fait assez enrager de son vivant,
» quand nous nous réjouirions un peu à sa
» mort. (On entend *Miserere mei Deus*.) Est-ce
» un tuyau qui crève? tenez, tenez, mes amis,
» c'est l'autre qui se réveille; écoutez donc, il a
» un chat dans la gorge; il entonnerait mieux
» une bouteille de Bordeaux.

    — » En vérité de Dieu, je ne sais pas com=
» ment ils peuve zy tenir : sentez-vous l'odeur?
» ils en ont du premier tiré; c'est qu'il n'y a pas
» de charogne qui pue de cette force : qu'est-
» ce qui a une tabatière dans la compagnie?

    — » Tiens, tiens, fais passer.

    — » En usez-vous?

    — » Il est déjà en putréfaction.

    — » C'est pas étonnant, monsieur a fait une
» vie si désordonnée.

    — » On dit qu'il est mort d'avoir pris des
» canthariques.

    — » Il est mort, t'es bein honnête : ces
» riches, ça se croit tout permis; jusqu'à de
» petites filles de dix ans, qu'il se faisait ame=
» ner; des enfants! ça révolte la nature.

— » Ah ! dans le quartier il en a débauché
» plus d'une qui, sans lui, ne se serait ja=
» mais perdue. Des êtres pareils ! c'est de vrais
» fléaux

— » C'est si vicieux, que quand même il n'y
» a plus mèche, ça ne peut se passer de leurs
» passions. Te rappelles-tu, quand tu le con=
» duisais à sa maison de Montrouge, qu'il te
» laissait sur la route avec la voiture. Ça fait
» frémir les horreurs qu'ils faisaient avec
» le père... comment s'appelle-t-il donc ? Le
» nom n'y fait rien... Mais si j'étais de quel=
» que chose dans le gouvernement, des mons=
» tres comme ça, je les ferais brûler vifs.

— » Ça ne l'empêchait pas de manger le
» bon Dieu tous les dimanches, et de porter le
» cierge à la procession.

— » Si celui-là va au ciel..... Ah ça !
» quand viendront-ils le chercher ? Il me sem=
» ble qu'ils tardent bien... Chasseur, vas un
» peu voir. — Alerte, alerte, voilà les croque-
» morts. »

A ce signal, toute la cohue des valets se disperse : *au revoir, monsieur le comte ; — sans
adieu, monsieur le marquis ; — bonjour duc ;
— nous nous retrouverons là-bas, mon cher*

ambassadeur; — chevalier, je ne te tiens pas quitte. Tels sont les exordes ou les péroraisons des poignées de main que s'entredonnent ces messieurs, au moment de se séparer.

Adèle qui, en poussant doucement la porte, est entrée sans être remarquée de la domesticité, n'a pas osé souffler, de peur de s'attirer quelque rebuffade par une interruption intempestive. Cachée dans une encoignure du poêle, les propos et les jeux de la livrée ayant cessé, elle en sort comme une apparition. « Est-elle tom- » bée des nues, celle-là? — Gare! gare!— Que » faites-vous ici? »

Chacun la regarde comme un événement; plusieurs lui décochent, pour la forme, une interrogation à la passade, et personne ne prend la peine d'attendre qu'elle ait répondu. A voir avec quelle précipitation ils lèvent le siége, on dirait d'un pulk de cosaques surpris dans un bivouac par une avant-garde française : ce sont des ombres qui s'échappent et disparaissent. Adèle va de l'une à l'autre, et de l'accent d'une suppliante : « Monsieur...

« — » Je n'ai pas le temps (et l'ombre la ru- » doie, pour lui prouver qu'elle a un corps).

— » Monsieur...

— » Je ne suis pas de la maison.

— » Monsieur le chasseur, à qui les pauvres
» doivent-ils se recommander?

— » Les pauvres ! je ne sais pas. Demandez
» à cet enfant (l'enfant est un jokai).

— » Mon petit ami, qui est chargé de la
» distribution ?

— » Monsieur Euler, madame demande qui
» est-ce qui fait la distribution? (Monsieur
» Euler est le suisse.)

— » Il y affre pien quelqu'in par là ; foyez
» cette mossiè, avec ine plime dans sa chapeau,
» à la perron, les mangettes plancs, et la
» manteau noir.

— » Ce monsieur qui a le jabot et l'épée?

— » Chiste, la maître dé la cérémonie.

— » Oui, le chef des comparses, dit un
» nègre en frappant sur l'épaule du suisse.

— » Tuchur farcisser, mossiè mal planchi,
» il est choli lé comparses! Allez, la femme,
» fou pufez pas fou tromper. Celui qui se ren=
» corche là-pas, qui fait sa personnache : on
» croirait le motardier di pape.

— » Je vous suis bien obligée, messieurs. »

Adèle s'approche de cet ordonnateur du deuil,
à qui elle expose, en deux mots, l'objet de sa

14.

requête. « Votre nom ? lui dit-il en tirant de sa
poche un carnet.

— » Adèle Descars.

— » Vous n'êtes pas sur ma liste ; êtes-vous
» seulement dans les postulantes ? vous êtes-
» vous présentée à l'administration ?

— » Non, mais je suis pauvre autant qu'il
» soit possible de l'être.

— » Ce n'est pas cela : êtes-vous inscrite ?
» êtes-vous attachée à l'établissement ?

— » Non, monsieur.

— » Eh bien ! que prétendez-vous ?... L'ad=
» ministration fournit les pauvres, elle fournit
» le drap, elle fournit les torches, elle fournit
» tout, l'administration.

— » Je ne le vois que trop, il n'y a rien à
» faire ici pour moi, profère Adèle, » et elle
va se retirer ; mais la multitude obstrue les
issues, et, sans pouvoir ni avancer ni recu=
ler, elle est retenue au milieu d'un groupe,
dont les divers personnages prononcent ce sin=
gulier panégyrique : — « Enfin, Dieu soit loué,
» on va l'enterrer ce gredin là ! — On lui fera
» plus d'honneur qu'à un chien. — On dit qu'il
» a donné dix mille francs aux pauvres. — Ils
» en auront lourd : ça passe par tant de mains

» — On appelle ça un don, c'est une resti-
» tution; il ne leur en donnera jamais autant
» qu'il leur en a pris. — En a-t-il volé, dans
» sa vie? en a-t-il mis à la mendicité? et dur
» qu'il était; il vous aurait vu tendre la langue
» longue d'une aune. Si tous les malheureux
» qu'il a faits étaient à son convoi, il y en au=
» rait d'ici à Pontoise! — C'est encore celui-là
» qui était une vraie girouette : tantôt rouge,
» tantôt blanc. — C'est de ces caméléons qui
» empruntent toutes les couleurs, qui servent
» dieu et diable, et les trahissent tous deux. —
» On dit qu'il a refusé un confesseur : c'était
» pourtant un cagot. — Cagot! c'était pour
» mieux jouer son rôle; mais il sentait sa fin ve=
» nir, et comme il n'avait plus besoin de feindre,
» il a jeté le masque. — J'espère qu'il en a fait,
» de ces faux serments. — Si l'autre était resté,
» ou aurait cependant mis ça au Panthéon.
» — Oui, mais s'il était revenu. — Oh! on ne
» l'aurait pas fait pair. — J'en réponds. — Ça
» n'empêchera pas de prononcer sur sa tombe un
» discours, qu'il n'y aura rien de si beau. —
» Tous mensonges, je gage qu'on y vantera sa fi-
» délité. — Et sur l'inscription, c'est là qu'on en
» lira des gosses! Le marbre est comme le papier,

» il souffre tout. — Le Père La Chaise, c'est la
» plaine des vertus.—La plaine des vertus... A
» la bonne heure, pour ceux dont les pyramides
» poignardent le ciel. Mais nous, pauvres diables!
» on nous porte à la fosse commune; une pellée
» de terre, tout est dit, ni vu, ni connu, nous
» ne laissons pas de traces. — Nous laissons
» des regrets, ça vaut mieux, et puis, nous
» n'avons fait de mal à personne. — J'en con=
» viens... Cependant, c'est peut-être une fai=
» blesse, je ne me soucierais pas d'être jeté
» dans le grand trou. — Et qu'est-ce que cela
» fait? une fois que je ne serai plus, on me
» mettra où l'on voudra. — Je suis du senti=
» ment de monsieur, je m'en bats l'œil. V'là
» monsieur le duc qui aura un monument;
» c'est de la graîne de niais, quand il serait en
» diamant, il n'en est pas moins fichu qu'un
» autre. — Écoutez, écoutez, le tambour bat.
» — Est-ce qu'il y aura de la troupe?—Tiens!
» c'est les vétérans. — Ce sont eux qui ont
» fusillé le maréchal. — La Moskowa, le brave
» des braves ? — Oui, Ney, ils ne l'ont tou=
» jours pas condamné. — Je crois bien, ils
» pleuraient tous comme des enfants. — C'est=
» il drôle? ils chargent les armes. — Ne voyez-

» vous pas que c'est pour rendre les honneurs? »

Il se fait un roulement sourd, dont la vibra=
tion lugubre annonce le départ. « Allons, les
» pauvres, à votre poste, commande le maître
» des cérémonies. » C'est la marche qui commence, la foule des assistants s'écoule avec le
cortége. Adèle, le cœur serré, s'éloigne en lon=
geant la corporation des mendiants, dont la satisfaction de voir une rivale éconduite, éclate
par un rire satanique. Oubliant que le recueil=
lement leur est prescrit, ces privilégiés de
toutes les munificences funéraires, trépignent
sous leur lambeau : tous s'agitent avec d'horri-
bles contorsions en secouant ces torches, qu'ils
s'efforceront bientôt d'éteindre, afin d'en tirer
un plus grand profit. Leur joie est atroce, c'est
celle que causent aux démons les tourments d'un
réprouvé. Adèle, qu'ils narguent, redouble de
vitesse, sans oser regarder en arrière. « Elle
» a le bec cloué, hurle l'une de ces furies qui l'a=
» vaient saluée à son arrivée.

— » C'est bien fait ! répond la suivante, elle
» n'a pas voulu m'en croire.

— » Aussi elle est payée, observe une troi=
» sième.

— » Te voilà, invective une autre mégère,

» t'es comme madame l'araignée, la gueule
» morte et les yeux retirés. »

A cette apostrophe directe, Adèle, qui jusque-là a souffert patiemment les railleries gros-
sières de ces femmes, se retourne avec une sorte
de dignité. « Ça lui va-ti bien, eh ! la princesse !
répètent plusieurs voix.

— » Veux-tu te sauver ! lui crie-t-on de la
» rangée des hommes. »

Poussée à bout, elle est tentée de riposter,
mais un vieillard, s'étant approché d'elle « Vous
» allez vous faire arracher les yeux, lui dit-il,
» avec des canailles pareilles ; le plus court,
» c'est de les mépriser. Vous ne voyez pas que
» c'est de faux pauvres.

— » Oui, réplique un passant, mais c'est des
» fainéants véritables.

— » Et par-dessus le marché, de francs ivro-
» gnes, ajoute un des soldats du convoi ; nous
» connaissons ça, nous autres ! »

Au comble de l'adversité, il n'est si faible
lueur qui ne brille comme un phare de salut.
Adèle ose encore embrasser une illusion ; elle
découvrira ce comédien qui une fois déjà
lui tendit une main secourable. Cet espoir la
transporte ; elle revoit l'église, elle foule le

parvis; là quelqu'un lui enseignera la demeure du bienfaiteur.

— « N'allez pas vous fourrer dans la bagarre !
» — Eh ! quoi donc ? — Il entrera. — Il n'en-
» trera pas. — Des coups de hallebarde ? il n'y
» fait pas bon ! — A bas les gendarmes ! à bas !
» — Taisez-vous donc ! vous allez vous faire
» empoigner. — C'est une indignité ! c'est une
» horreur ! — Parce que c'est un comédien. —
» Est-ce qu'un acteur n'en vaut pas un autre ?
» — Puisqu'ils sont excommuniés ; ils ne peu-
» vent pas aller en terre sainte. — Taisez-
» vous donc, excommuniés ! — Ils n'avaient
» qu'à ne pas recevoir le pain béni, quand il l'a
» rendu. — Et dernièrement lorsqu'il a fait
» baptiser son enfant, ils n'ont pas pris son
» argent peut-être ?

— » Dieu ! c'est lui ! »

La douleur arrache à Adèle cette exclama=
tion. Chancelante, éperdue, elle fait quelques
pas ; les vociférations cessent, le tumulte s'ap-
paise, les sabres voltigent, des cavaliers font
ruer leurs chevaux ; et sous l'escorte d'une exécution, le corbillard est emmené. D'un œil sec et
morne, Adèle le contemple de loin ; elle n'a
plus de larmes. Un désert se fait autour d'elle :

tout a fui, tout s'est dissipé. Le cercle s'a=
grandit; les édifices eux-mêmes, mobiles sur leurs
bases, semblent atteindre aux confins d'un
horizon immense. Adèle est opressée, le silence
du néant pèse sur son ame comme la massue
de plomb d'un pénible cauchemar; la terre
tourne et l'emporte; est-ce une vision de la mort
qu'elle vient d'avoir? L'airain du tamtam re=
tentit dans les airs; c'est le glas, le glas terrible :
il n'y a plus de vertige; ce qui fuyait se rap=
proche; les portes roulent sur leurs gonds
les deux battants sont ouverts. Dans la lon=
gue perspective d'un deuil insolent, s'étalent
les vanités de l'impie; le temple s'est trans=
formé en un sépulcre; partout le voile mortuaire
s'étend; les galeries, les ogives, les con=
sécrations, le culte du divin Maître, sa chaire
de vérité, ses autels, ses saints, le rideau de
l'orgueil les cache. Sur un fond noir parsemé
d'armoiries, d'écussons, de chiffres, de devises
et de larmes d'argent, se projettent, vacillan-
tes, comme dans une nuit de ténèbres, les
étoiles d'un innombrable luminaire.... Le char
s'arrête, la croix paraît, et en arrière tout le
clergé de la paroisse, les prêtres, les diacres,
les sous-diacres, ayant à leur tête le curé et ses

vicaires. Le corps est déposé sur un brancard ; les enfants de chœur et les chantres commencent les lamentations du *Dies iræ*..... Trois amis du défunt s'empressent pour tenir les coins du poêle ; un quatrième se présente, on le salue avec déférence, on lui cède le pas ; ce person= nage, devant qui l'on s'incline avec tant de respect, est encore la grande figure ! Adèle l'a reconnu. « C'en est trop, se dit-elle à elle-
» même ! partout je le rencontre, èt partout on
» l'honore ; ce monde n'est que déception,
» que mensonge, qu'injustice !.... Je l'abhorre
» ce monde, je le déteste, je l'exècre !... »

CHAPITRE LXI.

La tête perdue. — Le désespoir. — L'auvergnate. — Une surprise.
— Chacun pour soi. — Il n'y a plus de dieu. — Résolution
extrême. — La porte fermée. — Les précautions. — Le chenet
de fonte. — L'unanimité. — Gare la bombe. — La conscience. —
C'est de bouche, le cœur n'y touche. — Une affaire. — La vie des
saints.

Ce sentiment de haine qu'Adèle voue à tout le
genre humain ne peut plus se concentrer : un
degré de plus, ce serait de la frénésie. Exaspérée et
presque furieuse, elle parcourt les rues, les places, les carrefours ;... elle marche sans but ; et
avant d'avoir eu la pensée d'y revenir, elle se re-
trouve dans son quartier. Elle est à sa porte, elle
va monter ; mais comme frappée d'une réflexion
soudaine, elle rétrograde, entre dans une boutique, en sort aussitôt, et se dirige de nouveau

vers son logement. Susanne, qui était aux aguets
pour épier son retour, s'est aperçue qu'elle est
dans une situation d'esprit extraordinaire;
allant au-devant d'elle, elle l'interroge avec
anxiété; Adèle la brusque sans répondre, traverse la chambre sans regarder, et s'avance vers
la croisée dont elle saisit l'espagnolette avec un
mouvement convulsif; elle gémit, elle soupire,
elle frappe du pied, elle s'arrache les cheveux.

SUSANNE. « Ah ça! mais dis donc, Adèle,
» tu nous fais peur.

FRÉDÉRIC. » Que diable est-ce qui peut
» lui être arrivé? Elle souffle comme un bœuf.

UNE AUVERGNATE (poussant la porte). » Est-
» che ichi qu'on a dimandé du charbon?

ADÈLE (avec colère). » Oui, posez-le là.
» Vous êtes payée.

L'AUVERGNATE. » Je ne réclame rien. Je vous
» ai auchi monté du feu, comme vous mé l'avez
» commandé.

ADÈLE. » C'est bien... vous pouvez vous
» retirer.

L'AUVERGNATE. » Il y en a deux boicheaux,
» la bonne mijure, entendez-vous? Quand il
» vous faudra autre choge...

ADÈLE. » Faut-il vous le répéter? C'est bien.

L'auvergnate (sortant). » Fouchetré, elle
» n'a pas marché chur una bonne herbe, à che
» matin... Vous vous jêtes lévé lé cul dévant,
» la bonne dame.

Henriette. » Je n'y conçois rien. Jamais je
» ne l'ai vue comme cela ; elle est comme un
» croquet.

Susanne. » Quand il te plaira de parler...
» Si tu es de mauvaise humeur, en pouvons
» nous davantage... Qu'est-ce que ce char-
» bon ?

Adèle. » C'est du charbon, vous le voyez
» bien.

Susanne. » Tu as donc quelque chose à faire
» cuire ?

Adèle. » Non, je n'ai rien.

Susanne. » En ce cas, tu es folle.

Henriette. » Est-ce qu'on lui a vendu des
» pois qui ne veulent pas...

Adèle (l'interrompant vivement). » On ne
» m'a rien vendu...

Frédéric. » Hé, laissez-là ! quand son rat
» sera passé, je suis sûr qu'elle parlera plus
» que nous ne voudrons. Je parie que nous
» allons voir arriver tout-à-l'heure la bousti=
» faille.

HENRIETTE. » C'est une surprise qu'elle nous
ménage.

ADÈLE (se tordant les bras). » Une surprise,
» oui, je t'en ménage une.

HENRIETTE. » Ne fais donc pas comme cela
» craquer tes membres... Tu m'en donnes le
» frisson...

ADÈLE. » Le frisson... Ce n'est rien...

SUSANNE. » Elle a perdu la tête.

ADÈLE. » Non, je ne l'ai pas perdue... Je
» l'ai ma tête, la voilà (elle la prend dans ses
» mains).

FRÉDÉRIC. » Tout cela ne nous donne pas
» à dîner.

ADÈLE. » Écoutez.

FRÉDÉRIC. » Je n'écoute pas. S'il y a à
» croustiller, pourquoi ne pas le dire?

ADÈLE. » Non, non, encore une fois... Vous
» n'avez rien à attendre.

SUSANNE. » Et ce charbon pourtant.... c'est
» là ce qui m'intrigue; nous ne mangerons pas
» du charbon.

ADÈLE. » Écoute Susanne..... Écoutez mes
» enfants. J'ai tout mon bon sens, aussi bien
» que vous pouvez l'avoir; mais mon parti est
» pris... Je ne veux pas pâtir davantage... Ce

» n'est pas exister, que de vivre comme nous
» faisons... Il me restait quarante sous ; je les
» tenais cachés... J'avais mon idée pour cela...
» Le moment est venu... Voilà l'usage que j'en
» ai fait...

Susanne. » Du charbon... Au lieu d'acheter
» du pain.

Adèle. » Du pain !.... N'est-ce pas que cela
» aurait été loin ?... Non, mes amis, je suis
» lasse de la vie... Si vous êtes comme moi, je
» sais bien ce que nous ferons.

Frédéric. » Et que ferons-nous ?

Adèle. » Nous allumerons ici un brasier.

Susanne. » Et puis... ?

Adèle. » Quand il sera bien ardent.... Nous
» fermerons les portes, nous boucherons toutes
» les issues, et nous le porterons au milieu de
» la chambre.

Henriette (pleurant). » Eh quoi ! tu veux
» que nous nous périssions...

Suzanne. » Nous nous verrions mourir !

Frédéric. » N'allez-vous pas pleurnicher,
» vous autres ?... Mameselle Adèle a raison.
» Il n'y a que ça, vous me croirez si vous
» voulez, mameselle, j'ai eu cent fois la pensée
» de vous le proposer ; mais je vous ai toujours

» vu si courageuse en tout, que je me suis dit,
» comme ça, ça ne doit pas venir d'un homme.
» Actuellement que vous m'en faites l'ouver=
» ture, eh bien! je ne refuse pas la partie...
» Au surplus, chacun pour soi, ça n'engage
» personne... tout le monde est libre.

HENRIETTE. » Toi aussi !... Comment peut-
» on avoir des idées pareilles?

FRÉDÉRIC. » Ma foi, quand il n'y a plus
» d'espoir... Je me suis présenté à l'entrepre=
» neur des boues; j'ai voulu être balayeur,
» cureur d'égoûts; je suis allé aux fosses ino=
» dores, il n'y avait pas de place pour moi...
» Pas d'ouvrage si sale que je n'aie sollicité...
» jusqu'à aller m'offrir à Montfaucon et aux
» équarrisseurs, pour travailler à moitié prix...
» On m'a enseigné à Clichy une fabrique de
» céruse, où l'on dit que les ouvriers meurent
» comme des mouches, eh bien ! pour entrer
» là dedans, on m'a demandé des certificats.
» C'est comme à la manufacture de glaces,
» pour s'empoisonner par la vapeur du mer=
» cure, il faut encore des protections. On m'a
» dit que je pourrais être employé sur le port
» au déchirage des bateaux, ou au canal, à
» rouler la brouette avec les terrassiers, et je

TOME IV. 15

» n'ai pas mieux réussi là qu'ailleurs : ça fait
» trembler le monde qu'on refuse tous les jours.
» A l'Hôtel-Dieu, au Val-de-Grâce, où il y
» avait des infirmiers à remplacer, on ne m'a
» pas accepté, parce que je n'étais pas recom-
» mandé par un médecin. On m'avait raconté
» que le bourreau de Versailles avait besoin
» d'un aide...

HENRIETTE (avec un mouvement d'horreur).
» Et tu t'es mis sur les rangs !...

FRÉDÉRIC. » Tranquillise-toi, je n'y ai pas
» seulement songé.... mais c'est pour dire
» combien c'est difficile aujourd'hui de trouver
» à faire quelque chose ; ils étaient plus de trois
» cents qui couraient après la place... et bien
» sûr qu'on n'aura pas pris un libéré... Il y
» avait à choisir... Ainsi, si ça m'avait tenté,
» j'en aurais été pour ma honte... Quand on
» en est réduit là !...

HENRIETTE. » Ah ! je me sens soulagée.

SUSANNE. » Et moi de même.

ADÈLE. » Je craignais...

FRÉDÉRIC. » Moi, valet de bourreau !...
» Vous me connaissez pourtant, mameselle
» Adèle... toute autre profession, je ne dis
» pas non... Mais que je monte là-dessus, plu=

» tôt gratter dans les ruisseaux... Tenez, pas
» plus tard qu'hier, on m'avait fait espérer que
» je trouverais à m'occuper avec ceux qui
» retirent des trains de bois : eh bien ! j'y suis
» allé à ce matin... tout autre que moi aurait
» réussi : j'ai encore fait corvée..

HENRIETTE. » Eh mon Dieu! c'est quelque=
» fois au moment où l'on s'y attend le moins,
» que l'eau arrive au moulin.

FRÉDÉRIC. » Oui, pour celui qui a la chan=
» ce...; mais nous! quand on est né sous
» une mauvaise étoile, on a beau faire; il
» n'y a que mameselle Adèle qui ait trouvé
» le remède.

HENRIETTE. » De se détruire...? il est beau
» son remède...

SUSANNE. » Qu'elle se détruise si elle veut,
» elle avait bien besoin de lui mettre en tête....

FRÉDÉRIC. » Que voulez-vous devenir ?
» voyons, Susanne, c'est à toi que je parle, que
» deviendras-tu?

SUSANNE. » Je ne sais pas, mais...

FRÉDÉRIC. » Je le crois bien, on t'avait
» promis des bas à ramailler, tu aurais eu
» quelques sous; nous aurions vivotés en at=
» tendant, quand tu es allée les chercher,

15.

» qu'est-ce qu'on t'a répondu? que tu avais été
» là-bas, et qu'on ne pouvait pas te les confier.

· SUSANNE. » Quel malheur!

HENRIETTE. » Si nous prenions chacune un
» éventaire devant nous, et que nous allions
» vendre.

FRÉDÉRIC. » Et quoi vendre? pour vous
» faire saisir....; avez-vous une permission?
» il faut l'acheter, et de l'argent pour avoir de
» la marchandise, ne fût-ce que de l'amadou;
» sur quoi voulez-vous qu'on vous en donne?
» sur les poils de ma barbe.

SUSANNE. » J'ai envie de me proposer dans
» les petites affiches, quand ce ne serait que
» pour être bonne d'enfant...

FRÉDÉRIC. » Les petites affiches! encore des
» jolis cocos à mon gré, si tu as un petit
» écu à leur porter ils le prendront; et puis,
» faite comme tu l'es, quels sont les maîtres qui
» voudraient de toi? une supposition qu'ils en
» voudraient, tôt ou tard ils apprendront qui
» tu es; s'il se fait un vol dans la maison, qui
» accusera-t-on? Susanne, et l'on volera
» parce qu'on vole impunément où il y a des
» libérés; ils sont là, ça retombe sur eux : plus
» je réfléchis, plus je vois que ce qu'il y a de

» mieux pour vous comme pour moi, c'est d'en
» finir....

Susanne, » Il n'en démordra pas..., oh! que
» j'aurais bien dû la laissser se jeter à l'eau!...

Henriette. » Si tu ne l'avais pas détournée de
» se noyer......, Ça ne lui coûte rien à elle, pour
» un oui pour un non.

Adèle. » Si fait...., cela me coûte; je menti-
» rais de dire le contraire.... Cela me coûte
» beaucoup.... On n'a rien de plus cher que
» l'existence; il a fallu que j'y tinsse pour faire
» tout ce que j'ai fait.... pour souffrir tout ce
» que j'ai souffert. Quelle ressource avez-vous,
» aussi bien que moi? Si vous étiez plus jeunes,
» je vous dirais, faites la vie, et encore est-ce
» un sort?.. Vous avez l'exemple sous les yeux...
» J'ai été belle, sans me flatter, où cela m'a-
» t-il menée? Quand on est dans notre passe,
» il n'y a pas à balancer... Aimez-vous mieux
» mourir de faim?... Rappelez-vous la nuit
» des soldats, et ce que vous avez enduré...
» Aujourd'hui, il n'y a plus de soldats...

Susanne. » Il n'y a plus de soldats !

Adèle. » Ils sont partis.

Henriette. — » Et le comédien ?

Adèle. » Va le chercher dans sa bière...

HENRIETTE. » Il est mort ?

ADÈLE. » J'étais là quand ils lui ont refusé
» l'entrée de l'église.

FRÉDÉRIC. » Vous l'entendez, mes amis...
» tu le vois Henriette... il n'y a plus de comé-
» dien, il n'y a plus de soldats.

ADÈLE. » Il n'y a plus de bienfaisance, il n'y
» a plus d'humanité, il n'y a plus de religion,
» il n'y a plus de Dieu....

SUSANNE. » Ne dis pas cela, Adèle... Tu veux
» donc nous attirer sa malédiction.

ADÈLE. » Sa malédiction...! Il y a beaux jours
» qu'elle est tombée sur nous... Mais à présent,
» je m'en moque.

HENRIETTE. » Ne blasphémons pas... s'il nous
» punissait.

ADÈLE. » Eh! Ne sommes-nous pas punit
» d'avance? Que t'inquiète-tu? Notre enfer
» est fait...

FRÉDÉRIC. » Dépêchons-nous, autrement le
» feu va s'éteindre.

ADÈLE (posant le feu sur le charbon et cherchant à l'attiser). » Il n'y a pas de risque, il brûle
» encore... Je vais l'allumer; ce sera fait promp-
» tement... Êtes-vous résolus...?

SUSANNE. » Elle nous étoufferait..! Au se-

» cours... O la malheureuse !... Henriette,
» arrache-lui le soufflet.

HENRIETTE (pleurant, jetant les hauts cris
et sanglottant tour à tour). « A l'assassin, à la
» garde... Ils veulent nous faire mourir... Ah !
» que je suis à plaindre... Que je suis à plain-
» dre.... Seigneur, mon Dieu !... Jésus, ayez
» pitié de moi... Mon Dieu ! mon Dieu !... Mon
» Sauveur !...

FRÉDÉRIC (s'élançant vers la porte, qui est
entrebâillée, la ferme à double tour, et met la
clé dans sa poche). « Actuellement, criez tant
» que vous voudrez ! Avec leurs lamentations,
» elles appeleraient les voisins. Les femmes !
» les femmes ! on ne peut rien faire avec les
» femmes. Je vous demande pardon, mame=
» selle Adèle, ce n'est pas pour vous que je dis
» ça, c'est pour ces poules mouillées ; ça ne
» sait que pleurer et voilà tout ; et parbleu ! la
» mort, ne dirait-on pas que c'est la mer à
» boire, la mort ? Quand on est mort...

HENRIETTE (se jetant au cou de Frédéric
tandis que Suzanne, qui s'est emparée de ses
mains, les arrose de ses larmes). « Frédéric,
» cher ami, je t'en supplie ! ne suis-je plus
» ton Henriette ?

FRÉDÉRIC. » Que veux-tu que je te dise?

HENRIETTE. » Comment, tu me verrais expi=
» rer, là, devant toi! tu aurais ce courage!....

FRÉDÉRIC (avec émotion, et faisant un
effort pour se dérober à ses embrassements).
» Ah! laisse-moi.... Je n'en puis plus!...

HENRIETTE. » Tu verrais mon cadavre!

FRÉDÉRIC. » Ça me fait mal pourtant.

HENRIETTE. » Tu détournes la vue;... tu ne
» me réponds pas; ... mais regarde-moi donc,
» mon ami!

FRÉDÉRIC (avec attendrissement). » Eh bien!

ADÈLE (à part). » Il va se laisser gagner.
» Que je regrette de n'avoir pas fait le coup
» toute seule!

HENRIETTE (embrassant Frédéric). » Tu ne
» veux plus mourir, n'est-ce pas?

FRÉDÉRIC. » Que je ne puisse pas lui ré=
» sister! oh! femme!... quand on aime!...
» cependant,... c'est égal; je me mets au-
» dessus de tout, nous ne mourrons pas.

ADÈLE. » Et du pain?

FRÉDÉRIC. » Nous en aurons. Vous avez en-
» tendu parler de la bande à Vidocq?

ADÈLE. » Que trop!..

FRÉDÉRIC. » Il ne tient qu'à moi d'en être;

» j'aurai trois francs par jour, nous les par-
» tagerons.

HENRIETTE. » Quoi ! tu serais... Ah ! mon
» ami, mourons ! C'est moi qui te le propose à
» présent.

SUSANNE. » Je ne recule plus.

HENRIETTE. » Nous mourrons ensemble dans
» les bras l'un de l'autre ; au moins je serai sûre
» qu'après moi Frédéric ne sera plus à personne.

SUSANNE. » Te voilà contente, Adèle ?

ADÈLE. » Oui ; je le suis.

FRÉDÉRIC. » Elle est dure celle-là ! enfin il n'y
» a pas à tergiverser ;... il faut sauter le pas ;
» plus vite ce sera fait, plus tôt nous serons
» débarrassés.

HENRIETTE (soufflant sur le charbon). » Qu'il
» est lent à prendre !

ADÈLE. » Donne, donne, il sera bientôt
» embrasé.

FRÉDÉRIC. » Prenez garde à l'incendie, car
» nous ne sommes pas chez nous, et au-dessus
» il y a des enfants.

HENRIETTE. » Ces chers innocents ! il ne faut
» pas les griller.

ADÈLE. » Ce serait peut-être leur rendre ser-
» vice.

SUSANNE. » C'est assez de nous..... Quatre
» personnes ! ça ne se voit pas souvent; il en
» sera fait mention dans les papiers.

FRÉDÉRIC. » Ils mettront cela dans le journal?

ADÈLE. » Ça fera parler de nous dans Paris;
» c'est toujours une consolation.

HENRIETTE. » Et puis ça servira peut-être à
» des autres ;... qui est-ce qui sait?

ADÈLE. » Tous les charbons sont ardents.

SUSANNE » On rôtirait un bœuf. C'est donc
» aujourd'hui notre dernier jour !

ADÈLE. » Ah ça ! ce n'est pas tout... Vous ne
» faites pas attention, on peut nous apercevoir
» d'en face; si nous appliquions la couverture
» contre la croisée ?

FRÉDÉRIC. » C'est inutile, il n'y a que les ma-
» çons ; ils sont sur le comble, c'est si haut!
» d'ailleurs je crois que c'est l'heure de leur
» repas; et d'ici au retour....

HENRIETTE. » Ce sera une affaire faite. Il fau-
» drait peut-être boucher la cheminée ?

ADÈLE. » C'est juste.

HENRIETTE (y appliquant la couverture).
» Frédéric, je te demande une grâce !

FRÉDÉRIC. » Laquelle ?

HENRIETTE (soulevant un chenet de fonte).

» Une femme n'est jamais si forte qu'un homme,
» elle n'a pas le même caractère ; je suis bien
» décidée, mais...

FRÉDÉRIC. » Parle, mon amie !

HENRIETTE. » On ne sait pas ce qui peut ar-
» river ! je me défie de moi ; tu vois ce chenet...
» Si je changeais d'idée...., (lui serrant affec=
» tueusement la main) tu comprends....

FRÉDÉRIC. » J'ai compris !.... Horrible si=
» tuation !...

SUSANNE. » Tout est prêt ; que faut-il faire ?

ADÈLE. » Rien ; se coucher et attendre. »

(Elle se jette sur le plancher. Susanne, Hen=
riette et Frédéric suivent son exemple ; les deux
époux se tiennent embrassés.)

SUSANNE. « La mort ! la mort ! Si je me cou=
» vrais la figure, il me semble que j'en aurais
» moins de frayeur ;.... je ne la verrais pas
» venir... (Elle s'enveloppe avec un mouchoir.)

HENRIETTE. » Frédéric, mets moi mon tablier
» sur les yeux ; le jour m'épouvante....

ADÈLE. » Je veux encore le voir.

HENRIETTE. » Je ne puis prendre ma respi-
» ration !

SUSANNE. » Mon estomac se gonfle ! Je suf=
» foque !

ADÈLE. » Et moi, le mal de tête commence à
» me gagner.

HENRIETTE. » J'ai la cervelle qui bouillonne!

SUSANNE. » Sens-tu, comme moi, une sueur,
» un malaise ?...

ADÈLE. » J'ai comme un bandeau sur le front,
» et une pesanteur dans les membres....

FRÉDÉRIC. » C'est singulier, je n'éprouve
» rien; c'est peut-être l'effet de l'habitude.

ADÈLE. » Ma vue se trouble; on dirait qu'une
» toile s'abaisse sur mes yeux, ils enflent, je suis
» toute étourdie!...

SUSANNE. » Affreuse oppression !

FRÉDÉRIC. » Je suis donc de fer, moi !

ADÈLE. » Mon sang se glace....

FRÉDÉRIC. » Et je leur survivrais !...

HENRIETTE. » Frédéric, mon ami, la tête me
» fend... O douleur ! Ils me déchirent la poi=
» trine ! retire ce serpent qui me ronge le
» cœur !... où me portes-tu ? qui me soulève ?
» est-ce toi ? je me trouve mieux à présent...Je
» suis bien.... Ah ! quelles délices ! je suis lé=
» gère ! je suis en paradis ! Adieu, Frédéric !
» mes amis, priez pour moi.....

ADÈLE. » Ma tête, ô poids insupportable !
» mon cœur, il rebondit ! .... il bat ! .... il est

» énorme !... quel éblouissement !.... il brille
» le soleil !... quelle vive lumière !... ils m'en=
» foncent des aiguilles dans la poitrine !... Fré=
» déric, entendez-vous un bourdonnement ?...
» c'est là, à mon oreille !...

SUSANNE (contractant ses muscles, et se dé=
» battant sur le plancher.) » Ils me briseront le
» tympan avec leur marteau ; les cruels ! m'ar=
» racher les seins !... ils s'appaisent ; c'est le
» bien-être !... m'y voilà, elle y est mon ame
» tout entière !...... un nuage.... il passe.....
» elle s'éteint... elle m'échappe.... je ne puis
» plus la retenir..... mon Dieu ! miséricorde !...

» FRÉDÉRIC. » Henriette ! Henriette ! (la
» remuant) elle n'est plus, et moi !... Elle a
» les dents serrées.... Comme elle les a blan=
» ches !... Henriette ! chère Henriette, tu ne
» m'entends pas ?... Si j'avais un pistolet, une
» arme !.... (Il se lève avec précipitation, et
» ouvrant une armoire, il saisit un couteau.)
» Dieu soit loué ! je puis la rejoindre mainte=
» nant !... je puis me frapper !... là, auprès
» d'elle !.. sur son corps !.. mon sang coulera !..
» entre ces deux côtes !... c'est ici qu'il bat ; le
» sien bat-il encore ?.. (Il se baisse et y pose la
» main.) Non... (Il l'embrasse, et appuyant la

» lame sur son sein.) tâchons de ne pas nous
» manquer !... »

Il va se percer... Quel bruit se fait entendre :
Gare, gare de dessous, gare la bombe ! Le couteau lui échappe, la croisée s'ouvre avec fracas,
les vitres brisées volent en éclats dans la chambre : *quarante-cinq* [1] ! répètent, en se mettant
à l'unisson du choc, quelque voix dans le voisinage, et tandis que du haut de l'échelle sur
laquelle est perché un maçon, s'élève dans les
airs ce cri rassurant : *tant tués que blessés il n'y
a personne de mort*, un énorme plâtras, projeté
comme une avalanche par la pente du toit, vient
tomber aux pieds de Frédéric.

« Allons, dit-il, le diable s'en mêle (puis
» fixant son regard sur Henriette). Elle est bien
» heureuse ! »

Cependant, par une irruption subite, l'air
s'est renouvelé, le brasier ne jette plus ses
flammes bleuâtres ; le vent du nord qui s'intro=

---

[1] A Paris, quand on casse une vitre, les gens du peuple crient :
quarante-cinq, de manière à produire une sorte d'harmonie imita-
tive de l'accident. C'est à leur gré une excellente plaisanterie, parce
que quarante-cinq s'écrit avec deux chiffres dont la somme fait neuf.
On casse une vitre, il faut la remplacer ; c'est du neuf. Le calembourg
est ingénieux.

duit avec violence fait pétiller le charbon, une étincelle est chassée sur la main d'Henriette, elle fait un mouvement, et presque au même instant une sorte de râle, plus rapide que celui d'une agonie, annonce que chez ses compagnes la vie n'est pas éteinte ; ce sont les poumons qui se dilatent, c'est la respiration qui reprend son cours, elles vont se ranimer comme des plantes flétries après la rosée du matin. « Henriette, chère Hen= » riette, parle-moi, mon amie. » La prenant dans ses bras, il s'efforce de la mettre sur son séant. « Mais parle-moi donc. »

Henriette est renversée en arrière, sa bouche est entr'ouverte ; enfin sa paupière se soulève ; mais, sous le poids du jour qui l'accable, elle se referme aussitôt. « Chère Henriette, appelle. » de nouveau Frédéric; c'est moi, ne recon- » nais-tu pas Frédéric? c'est ton mari. »

Les teintes pourprées qui s'étaient répandues sur le visage de Henriette se dissipent; elle pâlit, et la parole expirant sur ses lèvres : « Ah!... » dit-elle d'un ton sépulcral, l'orage est passé... »' comme il a tonné (et se ranimant peu à peu) » Frédéric, c'est toi?... il ne tonne plus, n'est- » ce pas?... Le froid... ah! le froid... il fait » bien froid... J'ai les pieds comme des glaçons,

» réchauffe-moi, je suis transie. Ferme donc
» la croisée ; es-tu fou ?... Qu'est-ce que ce
» feu? »

Tandis qu'étonnée de ce qu'elle éprouve,
Henriette est encore hors d'état de rattacher le
moindre souvenir à ce qu'elle voit, Adèle et
Susanne, qui ont été plus promptes à recouvrer
la mémoire, contemplent d'un œil sec et morne
le brasier auprès duquel elles se sont traînées.

ADÈLE. « Est-il possible ?... vous le voyez,
» nous voulions mourir.... nous ne le pouvons
» pas.

SUSANNE. » Le ciel en est témoin.

FRÉDÉRIC. » Notre heure n'était pas venue.

ADÈLE. » Il faut le croire... Il mourra plutôt
» un bon chien de berger.

SUSANNE. » Une mère qui fait faute à ses
» enfants.

FRÉDÉRIC. » Après nous, nous ne laissions
» personne ; point de marmaille.

HENRIETTE. » De la graîne de malheureux !
» Il n'y aurait plus manqué que ça.

FRÉDÉRIC. » Nous voilà bien avancés... Que
» nous a servi tant de précautions?

ADÈLE. » Ne m'en parlez pas, je suis d'une
» rage.

FRÉDÉRIC. » C'est du charbon perdu.

ADÈLE. » Perdu!... Non, non, pas perdu; il
» ne veut pas nous tuer, qu'il nous fasse
» vivre.

FRÉDÉRIC. » Que voulez-vous dire?

ADÈLE. » Que nous forgerons des clés; nous
» ferons comme les autres.

SUSANNE. » Parle bas, malheureuse; si l'on
» nous entendait!

ADÈLE. » Qu'on nous entende, qu'on ne
» nous entende pas, que m'importe? si l'on nous
» dénonce, eh bien, l'on nous jugera, il n'en
» sera que ça... si tout le monde faisait bien,
» les juges n'auraient rien à faire. Allons, al=
» lons, dorénavant je ne serai plus si bête d'en=
» durer la faim : les bons pâtiront pour les
» mauvais, tant pis pour ceux sur qui ça tom=
» bera; on ne nous en donne pas, on refuse
» de nous en faire gagner, il faut bien en pren=
» dre. Puisqu'on nous y force, puisqu'on ne
» veut pas que nous soyons honnêtes, je vais
» devenir la plus grande coquine que la terre
» ait portée. Si l'on m'attrape, au bout du fossé
» la culbute; j'aurai encore eu quelques bons
» moments...Tenez, je ne me reconnais plus...
» il me semble qu'à présent je ne me ferais pas

TOME IV. 16

» plus scrupule de tuer un homme que d'égor-
» ger un poulet.

HENRIETTE. » Ne dis pas ça, Adèle; c'est
» offenser Dieu; c'est contre la conscience.

ADÈLE. » Dieu! Dieu! il ne nous aurait pas
» donné une conscience pour nous faire mourir
» de faim... Dieu! je le renie... La conscience!
» qu'est-ce que la conscience? Ayez-en donc de
» la conscience, de la probité! vous en avez vu
» l'expérience, elle est belle!

FRÉDÉRIC. » Savez-vous , mameselle Adèle,
» que ce n'est pas bien de tenir ce langage. Je
» ne suis pas plus content que vous... Mais s'il
» s'agit de tuer, je n'en suis plus.

SUSANNE. » Elle n'est pas non plus si mé=
» chante; ce qu'elle en dit, c'est de bouche, le
» cœur n'y touche.

HENRIETTE. » C'est la colère; mais c'est bien
» loin de sa pensée.

ADÈLE » C'est vrai, ne tuons personne... Mais
» écoutez, il faut manger, j'en reviens toujours
» là, et nous n'avons qu'un moyen. La faim
» fait sortir le loup du bois : si vous m'en croyez,
» nous irons à la recherche d'une affaire, et
» dès que nous l'aurons trouvée, nous mettrons
» les fers au feu; qu'en pensez-vous, mes amis?

FRÉDÉRIC. » Une affaire..... un vol!

HENRIETTE. » Un vol !

SUSANNE. » Et pourquoi pas ?

FRÉDÉRIC. » Je suis du bois dont on fait les
» flûtes, je me plie à tout, on peut me mettre
» à toutes sauces ; mais.....

ADÈLE. » N'allez-vous pas saigner du nez?

FRÉDÉRIC. » Vous le voulez, hé bien! va pour
» un vol.

ADÈLE. » Mais pas davantage; un vol, rien
» qu'un vol; simplement pour nous procurer
» le nécessaire.

SUSANNE. » C'est entendu, après cela nous
» serons honnêtes.

FRÉDÉRIC. » Nous serons.... on ne sait pas.

HENRIETTE. » Ayons d'abord de quoi faire
» bouillir la marmite, ensuite de quoi nous r'ha=
» biller.... ce n'est pas sans faute... Quand je
» songe que mon pauvre homme n'a pas seule=
» ment un pantalon à se mettre, et avec cela
» plus de chemises, plus de chapeau ; sa veste,
» y a-t-il assez long-temps qu'elle en demande
» une autre !

SUZANNE. » Ce n'est pas le tout d'être couvert,
» il faut encore avoir quelque argent devant
» soi, une pièce de cent sous qui pousse l'autre·

16.

HENRIETTE. » C'est juste. Il faut tâcher de
» ne plus retomber comme nous sommes... Si
» nous avions de l'argent, nous pourrions en=
» treprendre un petit commerce..... Moi je se=
» rais d'avis de faire des bretelles,.... on dit
» que c'est un article qui va bien, nous nous
» retirerions là-dessus

ADÈLE. » Plus tard, plus tard ; pour le quart-
» d'heure courons au plus pressé, mes en=
» fants..... La vie des saints avant tout.

TOUS. » Oui, la vie des saints, le reste
» après. »

Les amis convinrent entre eux de faire une
tournée, et trois heures ne s'étaient pas écoulées depuis cette funeste résolution, que déjà des
empreintes avaient été prises, des clés fabri=
quées et deux chambres dévalisées ; mais cette
expédition fut si peu productive que, quatre
jours après, la famine était encore à la maison.
C'était à recommencer ou à périr. On se déter=
mina à tenter une seconde affaire, puis une
troisième ; il y en avait déjà une vingtaine d'ef=
fectuées en moins de deux mois, et la société
était presque aussi misérable qu'auparavant.
Elle s'était abandonnée au torrent, et de crime
en crime le torrent l'emportait.

CHAPITRE LXII.

La sortie matinale. — Le bien mal acquis ne profite pas. — Les châteaux en Espagne. — L'accès de gaîté. — L'orage se prépare. — Deux clés. — Les œufs rouges et la fruitière. — Le mauvais propriétaire. — Une bonne action porte bonheur. — Les précautions.

Un dimanche matin, Adèle était sortie dès le point du jour ; Frédéric, sa femme et sa belle-sœur dormaient encore : ils s'éveillent.

Susanne. « Il paraît qu'Adèle a pris sa volée » de bonne heure, je ne l'ai pas entendue partir.

Frédéric. » Ni moi ; pauvre diablesse ! si » nous ne faisons rien, ce n'est pas sa faute.

Henriette. » Oh ! non, bien sûr, elle se » donne assez de mal.

Frédéric. » Elle s'en donne trop seulement ;

» car le *suif* n'en vaut pas la chandelle......
» Avons nous du guignon, en avons-nous !

Susanne. » Ma foi ce n'est pas la peine de se
» mettre voleurs.

Frédéric. » On dit que le bien mal acquis
» ne profite pas ; nous ne savons guères s'il
» profite, nous n'avons pas encore rencontré
» une bonne chance.

Henriette. »Ça viendra, il ne faut qu'un coup.

Frédéric. » En attendant, nous carottons.

Henriette. » Tu n'as pas de patience, aussi!

Frédéric. » C'est que ce n'est pas gai d'être
» toujours à tirer la langue ; ça m'ennuie, à la
» fin, de danser devant le buffet.

Henriette. » Quand tu t'en bouleverserais
» les sens ! nous vivotons.

Frédéric. » Oui, et bien petitement.

Henriette. » Laisse faire, une fois que nous
» serons en veine...

Susanne. » Si jamais cela arrive, je récom=
» penserai le temps perdu... Je m'en taperai de
» ces bons déjeûners.

Henriette. » Je suis comme toi, je me re=
» passerai de bons petits morceaux...

Frédéric. » Et moi, donc ! croyez-vous que
» je laisserai ma part aux chiens ? Je m'en ferai

» de ces bosses !...... mais je n'y compte plus.

SUSANNE. » Lui qui autrefois, prenait tout en
» riant, à présent il est le premier à nous met=
» tre la mort dans l'ame.

HENRIETTE. » C'était un sans-souci, un Roger
» bon temps qui farçait sur tout; je ne le re=
» connais plus.

FRÉDÉRIC. » C'est que, vois-tu, l'on change;
» chaque jour on prend un jour de plus, et
» l'on réfléchit.

HENRIETTE. » Réfléchir ! ça t'avance de beau=
» coup; tiens, écoute, en voilà qui ne réflé=
» chissent pas; entends-tu chanter dans l'es-
» calier ?

SUSANNE. » C'est la voix d'Adèle, qu'a-t-elle
» donc pour être si réjouie ?

FRÉDÉRIC. » A coup sûr ce n'est pas le beau
» temps; car le ciel est pris, et il y a sur
» Montmartre un nuage qui nous amènera du
» bouillon.

HENRIETTE. » C'est quelque ondée qui se
» prépare.

FRÉDÉRIC. » C'est un bain qui chauffe.

ADÈLE (entrant vivement, et posant deux
clés sur la cheminée). » Mes amis, plus de
» misère ! je viens de les essayer, elles vont

» comme des bijoux ; nous sommes les maîtres,
» nous en aurons, et pas plus tard qu'aujour=
» d'hui. »

(Retroussant sa robe par derrière, et considérant le délâbrement de sa chaussure, elle
chante et danse en même temps.)

> Tu ne vois pas , ma chère ,
> Elle a , elle a
> Des trous à ses bas ,
> Et moi je n'en ai guère ;
> Elle a , elle a
> Des trous à ses bas ,
> Et moi je n'en ai pas.

FRÉDÉRIC. » Je ne l'ai jamais vue comme ça.

SUSANNE. » Ni moi non plus ; elle saute, oh !
» bien sûr nous aurons de la pluie.

FRÉDÉRIC. » Ah ça ! vous êtes gaie comme un
» pinçon, qu'est-ce que cela signifie ?

ADÈLE. » Cela signifie que pendant que vous
» dormez je fais mes coups à la sourdine ;
» soyez tranquilles, mes enfants, nous en au=
» rons de ce beurre ! Il y a *gras*, allez ! vous
» voyez ces clés, elles ouvrent une porte...

SUSANNE. » Mais ne nous fais donc pas lan=
» guir, nous sommes sur les épines ; tu vois
» bien que Frédéric se meurt de savoir....

ADÈLE. » C'est plutôt toi, maligne, il ne dit
» rien cet homme.

SUSANNE. » Mettons que c'est moi.

ADÈLE. » Je vais vous dire ce que c'est (fouil=
» lant dans la poche de son tablier); c'est des
» œufs rouges; j'en avais huit pour notre dé=
» jeûner : j'ai mangé les miens...

SUSANNE. » C'est bon, tu parleras de ça après.

ADÈLE. » Je les ai pris chez la fruitière de la
» rue des Gobelins; tu sais bien, la petite
» bossue, qui aime tant à jacasser?

SUSANNE. » Avec sa fruitière, que va-t-elle
» nous chanter? Ce n'est pas la fruitière qui
» nous intéresse.

ADÈLE. » Tu me laisseras parler, pt'être bien;
» si tu ne veux pas que je raconte...

SUSANNE. » Parle, parle, tu as la parole,
» à la fin tu accoucheras.

FRÉDÉRIC. » Ne l'interrompez donc pas.

ADÈLE. » Dans la maison de la fruitière,
» reste le propriétaire, qui est un avare s'il en
» fut jamais. Il est si riche, qu'il ne sait pas le
» compte de son argent; sa femme et lui ont
» plus de cent francs à dépenser par jour, et
» ils n'ont pas seulement un chien à leur ser=
» vice...C'est la fruitière qui m'a donné ces ren=

» seignements. Vous sentez bien, j'ai causé avec
» elle, ce n'est pas pour des prunes : c'était pour
» lui tirer les vers du nez... Et puis, figurez-
» vous que, tout en taillant la bavette, j'ouvre
» l'œil : sans faire mine de rien, j'ai vu passer
» des sacoches; elles en contenaient de ces écus !
» Avec la moitié, je vous jure que de notre vie
» ni de nos jours, nous n'aurions plus besoin
» de voler. Comme ça profiterait dans nos mains !
» Mais la fortune va toujours à qui ne veut pas
» s'en faire honneur. Ce gueusard de proprié-
» taire, imaginez-vous que parce que le huit
» un de ses locataire n'a pas acquitté son terme
» à point nommé, il lui a fait porter ses meu=
» bles sur la place... J'en ai été témoin : c'était
» une désolation; un père de famille, six enfants,
» et la femme qui était accouchée de la veille;
» ils se fondaient en larmes, les malheureux !
» ils le priaient, ils le suppliaient, ils auraient
» plutôt attendri des pierres, on les a mis dans
» la rue : tout le quartier en était indigné. Va,
» ai-je dit en moi-même, vieux coquin, je ne
» te perds pas de vue, je te revaudrai ça : à qui
» mal veut, mal arrive; si je puis te servir un
» plat de mon métier, je n'y ferai faute. Dès ce
» moment, j'ai épié l'occasion, elle s'offre au=

» jourd'hui ; j'ai pris toutes mes mesures, elle ne
» nous échappera pas. C'est un grippe-sous ; un
» usurier ; il y en a assez qui ont été volés par
» lui, quand ce serait son tour.....

Susanne. » Un voleur qui en vole un autre ,
» le diable ne fait qu'en rire.

Adèle. » Le diable en rira , je t'en réponds.
» Avant ce soir, le magot du propriétaire sera
» empoigné ; et, sans nous compter, il y en a qui
» s'en sentiront.

Frédéric. » Je me doute de ce que vous
» voulez dire : le locataire aura sa part....

Adèle. » Une femme en couche, la jeter à la
» porte ! c'est abominable. N'y aurait-il que
» dix francs , je lui en porterais la moitié.

Frédéric. » Ah ! mam'selle, ça me fait plaisir ;
» vous aurez toujours bon cœur.

Adèle. » Je puis m'en flatter. Je serais si con-
» tente de pouvoir faire du bien !

Henriette. » Tu n'as pas tort, une bonne
» action porte bonheur.

Adèle. » Ce n'est pas l'embarras, charité bien
» ordonnée commence par soi-même ; mais de
» soulager autrui, il semble que ça soulage. Je
» souffre tant de voir souffrir ! ainsi , c'est con-
» venu ; nous ferons tenir un secours à la fa-
» mille , vous en êtes tous d'accord ?

Tous. » Oui, oui !

Susanne. » Faisons à ceux qui le méritent,
» ce que nous voudrions qu'on nous fît.

Frédéric. » Mais il faut qu'ils ignorent de qui
» ça leur vient, sans cela nous nous compro-
» mettrions.

Adèle. » Certainement, ils n'en sauront rien.
» Actuellement, mes enfants, je vas vous ex-
» pliquer mon plan : l'usurier vient de partir
» pour Saint-Maur, où il se rend à pied avec
» sa femme. Ils ne doivent revenir que demain,
» ainsi nous avons du temps devant nous. Ce-
» pendant, comme dans ces sortes d'affaires
» il vaut mieux tôt que tard, je vais partir,
» vous me suivrez : Henriette restera dans la
» rue à faire le guet, et tandis que j'attirerai la
» fruitière au fond de la boutique, Frédéric et
» Susanne fileront dans l'allée : c'est au second
» sur le derrière, en face de l'escalier ; il y a un
» guichet à la porte et un pied de biche à la
» sonnette. La petite clé ouvre le verrou de
» sûreté, la grosse est pour la serrure, vous ne
» pouvez pas vous tromper ; il ne faut pas ou-
» blier de nous munir d'une pince, dans le cas
» où il y aurait un coffre...

Frédéric. » Susanne la cachera sous ses
» jupes.

ADÈLE. » Et un anneau pour passer dans la
» broche, crainte de surprise; ne négligeons
» pas d'en prendre un, il faut tout prévoir...
» Vous savez mon histoire avec Rigottier.

FRÉDÉRIC. » C'est une leçon.

ADÈLE. » Et une fière encore!... »

CHAPITRE LXIII.

Le trésor. — Les transes. — M. et madame Lombard. — La serrure capricieuse. — La baleine et l'éléphant. — L'aiguille à tricoter. — Au voleur. — Les époux culbutés. — Le serrurier. — L'anneau retiré. — Le tablier. — Allez chercher le commissaire.

Il ne fallut qu'un instant à la société pour s'habiller, et faire les préparatifs de l'expédition. Dès que tout fut disposé, on se dirigea vers la rue des Gobelins ; une demi-heure après, Frédéric, assisté de Susanne, était en train d'opérer : jamais tant de richesses ne se sont offertes à leurs regards ; ce sont des sebilles pleines jusqu'au bord de quadruples, de guinées, de ducats, de napoléons, de louis de toutes les époques des sacs et des grouppes dont l'étiquette accuse le contenu ; et tout auprès un por=

tefeuille qu'arrondissent des traites et des billets
de banque; que de vertus, que de considération,
que de probité, que d'honneur monnoyés! Susanne et Frédéric ouvrent une cassette ; elle est
remplie de montres, de colliers, de bracelets, de
joyaux, de pierreries; ils vont puiser à même le
Pactole, à leurs yeux se déroulent les trésors de
Golconde; mais par où commencer ? Pendant
qu'ils hésitent, ils entendent du bruit, ils distinguent des pas. « Ne bougeons pas, dit Frédéric,
» je crois qu'on monte. »

Les voilà tous deux n'osant plus même respirer. On s'arrête à la porte : l'on essaie une
clef. Quelles transes !

— « Que nous avons bien fait de revenir ;
» vous voyez l'averse qui se prépare ?

— » Mais dépêchez-vous donc, madame
» Lombard, vous êtes d'une lenteur

— » Vous me donnerez peut-être bien le
» temps d'introduire la clé !

— » Il me semble que j'aurais déjà ouvert
» dix fois.

— » Ah ! oui, vous êtes expéditif ; je vous
» conseille de vous en vanter, quand vous êtes
» des deux heures à chercher le trou, et encore
» si je n'y mettais pas la main....

— » Cela vous est arrivé souvent ? Donnez
» donc, car vous me faites faire plus de mau=
» vais sang à vous voir ainsi tâtonner.....

— » Je tâtonne, je tâtonne ; ne voyez-vous
» pas que je pousse, et que cela ne veut pas
» entrer ?

— » C'est peut-être une quinte.

— » Une quinte, dites plutôt que le canon
» est bouché. C'est votre mauvaise habitude
» de traîner des croûtes dans vos poches, il s'y
» sera fourré quelque mie.

— » Vous verrez que ce sera de ma faute
» tout à l'heure ; donnez un peu que je souffle
» dedans.

— » Tenez, monsieur Lombard, à votre aise
» (elle lui passe la clé).

— » C'est bien celle-là ! (Il souffle dans le
» canon, frappe sur la rampe, et après avoir
» alternativement frappé et soufflé.) Elle siffle
» parfaitement ; maintenant cela doit aller tout
» seul.

Mme LOMBARD (essayant une seconde fois).
« Joliment tout seul ! elle va moins bien qu'au=
» paravant.

— » Vous ne tournez peut-être pas du côté
» qu'il faut ?

— » Je ne tourne ni d'un côté ni d'un

» autre , puisqu'elle ne s'enfonce pas à moitié.

— » Voyons, voyons, prenez mon parapluie ;
» ces femmes sont si maladroites !

— » Allez , je vous cède la place ; vous
» ferez de beaux œufs !

— ». Aussi beaux que les vôtres (il s'efforce
» de pousser). Diable, il y a de la résistance! Si
» j'avais quelque chose pour la déboucher ; ap=
» pelez donc la fruitière.

— » Ah ! vous êtes plus adroit que moi !....
» (elle appelle) Madame Bouleau !

LA FRUITIÈRE. » Qu'est-ce qu'il y a, madame?

Mme LOMBARD. » Avez-vous quelque chose
» pour déboucher notre clé ? Faites-nous le
» plaisir de monter.

LA FRUITIÈRE. » Ça fera-t-i votre affaire ?

M. LOMBARD. » Que me donnez–vous là !
» votre fil à couper le beurre?

Mme LOMBARD. » C'est trop mou , ma chère.

LA FRUITIÈRE. » Si monsieur le mettait en
» double......

M. LOMBARD. » Elle a raison.

Mme LOMBARD. » En double , en double , ça
» n'ira jamais !

LA FRUITIÈRE. » Je vais vous chercher une
» allumette.

TOME IV.   17

M. LOMBARD. » Une allumette ! c'est bien
» pis, pour qu'elle se casse dedans, n'est-ce pas ?

LA FRUITIÈRE. » Eh bien, du balai de bouyeau,
» c'est-t-i méyeure ?

M. LOMBARD. » Apportez-en une branche,
» la plus ferme que vous pourrez trouver. »

La fruitière descend et revient aussitôt avec
un brin de bouleau, qu'elle remet à M. Lombard.

M. LOMBARD. « C'est un cotteret que vous
» m'apportez !

LA FRUITIÈRE. » Il n'y en a pas de plus
» mince ; en forçant vous verrez que vous en
» viendrez à bout.

M. LOMBARD. » Ah ! vous m'avez fait faire
» un joli coup ; la branche est rompue à pré=
» sent, comment la retirer ?

LA FRUITIÈRE. » Pensez-vous qu'un clou ?..

Mme LOMBARD. » C'est trop court.

LA FRUITIÈRE. » Attendez, je m'en vais voir
» dans mes fouillis, je me souviens que j'ai par
» là une baleine.

M. LOMBARD. » Une baleine ! une baleine !
» que ne me proposez-vous un éléphant ?

LA FRUITIÈRE. » Dame, que voulez-vous ! la
» plus belle fille ne peut offrir que ce qu'elle a.

M. LOMBARD. » Comment vous n'avez pas
» une aiguille à tricoter ?

La Fruitière. » Une aiguille à tricoter; qui
» donc qui fait des bas que je connais? Ah! j'y
» suis! c'est l'invalide, qui est l'amoureux de la
» portière du numéro 17; p't-être qu'il lui en
» aura laissé un jeu; j'y cours.

Mme Lombard. » Courez vite.. Comme c'est
» impatientant!...

M. Lombard. » Pourvu encore qu'elle en ait
» une!

Mme Lombard. » Je l'entends qui galoppe...

M. Lombard. » Elle n'a pas été long-temps
» (l'apercevant). Enfin vous avez une aiguille,
» c'est bien heureux!

La Fruitière. » Elle est assez forte, j'espère.

M. Lombard (prenant l'aiguille) » Cette fois
» nous sommes des bons. » (Il fouille, souffle,
frappe, refrappe, souffle de nouveau, réfrappe
encore.) « C'en est-il un fameux morceau
» celui-là! décidément, il n'y a plus rien.

Mme Lombard. » Vous devez bien sentir si
» vous êtes au fond.

M. Lombard. » Certainement je le sens...,
» je touche le fer, elle n'ira pas plus avant...;
» à présent il n'y a plus d'obstacles, il faudra
» bien qu'elle ouvre ou qu'elle dise pourquoi
» (il met la clé dans la serrure); j'y perds mon

17.

» latin, elle n'entre pas davantage, elle est
» ensorcelée cette clé !

Mme LOMBARD. » Il y a peut-être quelque
» chose de dérangé dans la serrure.

M. LOMBARD. » Je vois ce que c'est, vous
» l'aurez forcée.

Mme LOMBARD. » Je m'étonnais que vous n'eus-
» siez pas encore mis cela sur mon dos; c'est
» plutôt quelque polisson qui, en passant, aura
» fourré des graviers. Madame Bouleau ne fait
» attention à rien ; on monte, on descend, on
» entre, on sort, on emporterait la maison; oh
» mon Dieu! autant n'avoir personne.

LA FRUITIÈRE. » Il ne passerait pas un chat,
» que je ne sois sur ses talons pour lui deman-
» der où il va.

M. LOMBARD. » Si nous avions une planche,
» je ferais un pont afin d'entrer par la croisée
» de la cuisine.

LA FRUITIÈRE. » Pour vous tuer?

Mme LOMBARD. » Vous rompré le cou ce n'est
» encore rien, mais vous casserez un carreau
» de quatre francs!

M. LOMBARD. » Je n'y pensais pas..., quatre
» francs! vite, vite, madame Bouleau, allez
» appeler le serrurier, ça coûtera moins cher. »

La fruitière descend avec rapidité ; elle n'est pas encore dans la rue, que le pêne, par un double tour, est bruyamment arraché de la gache.

Mme LOMBARD. « Elle rêve la serrure !

M. LOMBARD. » Il y a quelqu'un, nous » sommes volés, au voleur ! au voleur ! »

Soudain la porte s'ouvre, deux personnes s'élancent ; écartés, repoussés, culbutés, M. et madame Lombard, roulent de marche en marche ; sont-ce des fantômes, un ouragan, une débacle qui les entraînent ? la bourasque a été si rude, le choc si impétueux, qu'ils ne savent à quoi attribuer la brutale impulsion qu'ils viennent de recevoir ; la cause a disparu, mais l'effet subsiste, et les deux époux renversés déplorent leur catastrophe.

M. LOMBARD. « Aie ! aie ! je n'en puis plus, » je suis meurtri, moulu, brisé, massacré, as- » sommé, aie ! aie !

Mme LOMBARD. » A l'assassin ! à l'assassin ! » au secours !... Je le tiens, aidez moi, M. » Lombard, aidez moi.

M. LOMBARD. » Ah ! mon Dieu, aie, je ne » sens plus mes reins... ; ils me les ont cassés, » les misérables ! et le verre de ma montre qui » l'est aussi, et mes lunettes, et mon bandage...

Mme LOMBARD. » Si vous ne venez pas, je vais » le lâcher; à la garde! à la garde! »

La fruitière revient accompagnée du serrurier qu'elle est allée chercher.

« Ah! que vois-je? le bourgeois d'un côté, » la bourgeoise de l'autre; que leur sera-t-il » arrivé? eh! quoi l'appartement est ouvert.

LE SERRURIER. » Ils auront voulu jeter la » porte en dedans et ils se seront fichus les » quatre fers....

Mme LOMBARD (se relevant). » Aie! aie! j'ai » les jambes tout écorchées.

M. LOMBARD. » J'ai le dos en marmelade...

Mme LOMBARD. » Il n'en est pas moins vrai » que si vous n'aviez pas perdu la tête, nous les » aurions arrêtés; regardez, je lui ai arraché son » tablier.

M. LOMBARD. » Ils étaient au moins une » douzaine, et puis cela s'est fait si vivement, » je n'y ai vu que du feu.......

Mme LOMBARD. » Ma chère madame Bouleau, » ils m'ont tous passé sur le corps! quel as- » saut, grand Dieu !... j'en suis blessée à toutes » les places... Soutenez-moi, je vous en prie... » soutenez-moi!...

M. LOMBARD (au serrurier.) » Mon ami,

» prêtez-moi votre appui, pour aller à mon
» secrétaire...

Mme LOMBARD (entrée la première). « Ah !
» la chambre est dans un bel état ! nous
» sommes volés ! dévalisés !....

M. LOMBARD (tombant dans un fauteuil).
» Les scélérats ! ils ne nous auront laissé que
» les yeux pour pleurer !

LE SERRURIER. » Je m'accommoderais bien de
» leurs restes.

LA FRUITIÈRE. » Et moi aussi....

Mme LOMBARD. « Il faut faire prévenir le
» commissaire, pour qu'il dresse un procès-
» verbal.

M. LOMBARD. » Mais comment auront-ils
» fait pour entrer ?

LE SERRURIER. » Ce n'est pas malin, avec des
» fausses clés. Il y a tant de gredins ! » (Il examine la serrure, et retirant de l'intérieur un
petit anneau de fer dans lequel est passée la
broche.) « Je ne suis plus surpris que vous
» n'ayiez pas pu l'ouvrir : ils y avaient mis bon
» ordre ; ce doit être quelqu'un de l'état qui a
» fait cet anneau. Où est le tablier qui est resté
» dans les mains de madame?

Mme LOMBARD. » Le voici.

LE SERRURIER (vivement ému). » Qu'on ne
» sait guère avec qui l'on vit ! Un camarade !..
» Je le croyais honnête ; j'en aurais mis ma
» main au feu. A qui se fier?

M. LOMBARD. » Que dites-vous donc là?

LE SERRURIER. » Je parle à moi-même....
» Malheureux !

M. LOMBARD. » Le malheureux, c'est moi.

LE SERRURIER. » Il y en a encore de plus mal-
» heureux que vous (montrant l'agrafe du ta-
» blier). Vous voyez ce crochet, c'est mon
» ouvrage. Il y a environ onze mois que me
» trouvant à la Courtille avec des amis, l'un
» d'eux, qui en était amateur, me demanda si
» je voulais le lui vendre ; je lui dis que je ne le
» vendrais pas, mais que s'il lui faisait plaisir,
» je le lui donnerais volontiers; il accepta, nous
» régala de quatre litres, et depuis ce moment
» le crochet lui appartient, à moins qu'il n'ait
» changé de maître.

M. LOMBARD. » Et vous nommez cet ami?

LE SERRURIER. » Frédéric; c'est un confrère.

M. LOMBARD. » Son compte est bon. Ma-
» dame Bouleau, allez de ce pas chez le commis-
» saire, racontez-lui que nous venons d'être
» assassinés, ma femme et moi, et priez-le,

» de notre part , de se transporter ici sur-le-
» champ , pour recevoir ma plainte et la décla-
» ration de monsieur ; allez. »

CHAPITRE LXIV.

Grande jóie à la maison. — Un nuage. — L'œuvre de bienfaisance — Les préparatifs d'un déjeûner. — Le ménage remonté — Projets honnêtes. — La salière renversée. — Le commissaire. — La perquisition. — La visite d'une dame. — Une reconnaissance. — Rentrée à St.-Lazarre—La perpétuité.

Malgré le danger le plus imminent, Frédéric et Susanne avaient conservé assez de présence d'esprit pour s'emparer du porte-feuille de M. Lombard, et verser à la hâte dans leurs po= ches deux ou trois des sebiles pleines d'or : de retour au logis, ils ne leur fallut qu'un moment pour respirer et se remettre de la frayeur qu'ils avaient éprouvée. A la vue des brillants résultats d'une capture qui avait failli avoir pour eux des suites si funestes, tous les amis sautèrent de joie : alors seulement Frédéric s'aperçut qu'il n'avait plus son tablier ; un nuage d'inquiétude parut sur son front, mais il ne fit qu'y passer, et sa gaîté reprit son cours. On s'occupa de compter les espèces ; le total s'élevait au-delà de toutes les espérances.

FRÉDÉRIC. « Au moins, cette fois, il nous en » restera, nous n'aurons pas à passer par les » griffes des receleurs.

SUSANNE. » Il faut gouverner notre barque » de manière à ce que cela nous fasse vivre heu= » reux.

ADÈLE. » Et honnêtes, j'en reviens tou= » jours là.

HENRIETTE. » Cela va sans dire ; est-ce qu'on » peut être heureux sans ça ?

ADÈLE. » Il n'est rien de tel que de pou= » voir aller tête levée et de n'avoir rien à per= » sonne. A propos, mes enfants, vous n'ignorez » pas que nous avons une dette à acquitter ; » elle est sacrée celle-là : d'abord demain ma= » tin, ce sera ma première sortie ;.... j'irai leur » porter un billet de mille francs.

FRÉDÉRIC. » A qui donc ?

ADÈLE. » Vous ne vous rappelez pas ce que » nous avons promis ?

HENRIETTE. » Tu ne te souviens pas, Frédé-
» ric, cette femme en couche?

FRÉDÉRIC. » Le père de famille que notre
» banquier a mis si inhumainement à la porte;
» je ne m'y oppose pas...; oui, on leur donnera
» mille francs à ces pauvres gens, ce n'est pas
» trop. »

Le reste de la journée et la nuit suivante se
passèrent à faire des châteaux en Espagne; on
ne ferma pas l'œil; dès quatre heures du matin
Adèle se leva pour aller accomplir l'œuvre de
bienfaisance à laquelle toute la société avait
souscrit de si bon cœur; Susanne ainsi que
Henriette s'habillèrent, et partirent pour la
halle, afin d'y faire des emplettes pour le dé=
jeûner, qui devait être splendide; deux heures
après, elles revinrent avec d'abondantes provi=
sions et quelques ustensiles de ménage, parmi
lesquels de la vaisselle, des fers à repasser,
plusieurs casseroles, un gril, une rôtissoire et
une table de noyer.

SUSANNE. « Posez ça là, mon brave homme;
» tenez, voilà pour la commission; êtes vous
» content?

LE PORTEUR. » Quarante sous! si les riches
» payaient aussi généreusement, on ne trouve=

» rait pas le pain si cher...; une autre fois,
» quand vous aurez besoin de moi.....

HENRIETTE. » Attendez, il faut le faire ra-
» fraîchir, on va monter le vin, il a bien gagné
» un coup à boire...

LE PORTEUR. » Vous êtes bien bonne, ma=
» dame.

UN GARÇON DE CAVE. » C'est douze litres
» que vous avez demandés?

SUSANNE. » Oui, mon garçon.

LE GARÇON. » Les voilà, vous pouvez boire
» ça en toute sûreté..., il n'y a pas une goutte
» d'eau là dedans, c'est naturel; et bien mesuré
» que vous êtes.

FRÉDÉRIC. » Vous avez votre foret?

LE GARÇON. » Ça ne nous quitte pas.

FRÉDÉRIC. » Débouchez-nous en six pour
» commencer.

LE GARÇON. » Vous n'en souhaitez pas da=
» vantage, pendant que j'y suis; voyons, ne
» vous gênez pas, il n'en coûtera pas plus.

FRÉDÉRIC. » Non, c'est assez.

LE GARÇON. » Puisque c'est assez, au revoir,
» l'aimable compagnie (il sort).

HENRIETTE (versant du vin). » Ceux qui
» veulent boire, approchez; commissionnaire,

» voilà le vôtre, c'est le plus plein, vous en avez
» l'étrenne, ce sont des verres neufs...

FRÉDÉRIC. » Qui est-ce qui trinque?

LE PORTEUR. » Puisque vous le permettez..;
» à votre santé, mesdames!... à la vôtre mon
» bourgeois ! (Il pose son verre et se retire.)

FRÉDÉRIC. (se mettant en devoir de vider
les paniers). » Des petits pois, le pot-au-feu,
» des haricots verts, des pêches, c'est du fruit
» nouveau, on ne se refuse plus rien?

HENRIETTE. » Il faut qu'il mette son nez
» partout; quand je vous dis, il n'y a plus d'en=
» fants.

FRÉDÉRIC. » Et ça, qu'est-ce que c'est...

SUSANNE: » Du blanc pour nettoyer les vitres.

FRÉDÉRIC. » C'est bien nécessaire, du blanc?

HENRIETTE. » Ne croit-il pas que nous allons
» vivre dans la saleté?

SUSANNE. » Non monsieur, je veux que ce
» soit ici comme un petit palais.

HENRIETTE. » Qu'on se mire dans les car=
» reaux.

FRÉDÉRIC. » Du café, du sucre, de l'eau-
» de-vie: ah! pour le coup je tiens la meilleure
» pièce, un gigot! je ne suis plus si fâché...; je
» ne m'étonne pas à présent, s'il y a une rôtis=
» soire...

HENRIETTE. » Oui mon chou, une rôtissoire ;
» il faut que la broche tourne ici aujourd'hui.
» Hardi Susanne, donne-moi vite un coup de
» main, que tout soit prêt quand Adèle revien=
» dra..., que nous n'ayons plus qu'à nous met=
» tre à table... »

Elles eurent bientôt fait les préparatifs de ce
premier festin, d'une opulence après laquelle
elles avaient si long-temps soupiré; lorsque le
gigot fut cuit à point, Susanne s'occupa de
mettre le couvert...

HENRIETTE. « Eh bien! Frédéric, qu'en dis-
» tu? n'arrange-t-elle pas bien ça?

FRÉDÉRIC. » On voit qu'elle s'y entend.

SUSANNE. » Que l'on vienne dire encore que
» nous ne sommes pas des cordons bleus !

FRÉDÉRIC. » Qui prétendrait cela? les mau=
» vaises langues.

SUSANNE. » Ça vous a tout de même un coup
» d'œil.

FRÉDÉRIC. » Un fumet !

SUSANNE. » Par exemple il nous manque de
» l'argenterie ; mais Paris ne s'est pas fait d'un
» jour.

FRÉDÉRIC. » On mange bien des perdrix sans
» oranges.

HENRIETTE. » C'est égal, j'en veux avoir, de
» l'argenterie, ça ne nuit pas dans un ménage
» (elle va s'asseoir sur les genoux de Frédéric);
» nous en aurons, n'est-ce pas? c'est si gentil
» (elle l'embrasse)! voudrais-tu être mort à pré=
» sent?...

FRÉDÉRIC. » Ma foi non.

HENRIETTE. » Que le charbon a bien fait de
» ne pas nous tuer!

SUSANNE. » Je serais bien fâchée de ne plus
» être de ce monde! c'est ce qui nous prouve
» que quelque malheureux que l'on soit, on ne
» doit jamais se détruire.

HENRIETTE. » Sans les maçons, sans ce plâ=
» tras qui est tombé si à propos, les vers nous
» rongeraient pourtant.

FRÉDÉRIC. » Ne pourrions nous pas avoir une
» autre conversation? ce qui est passé est passé,
» il ne faut plus y songer.

SUSANNE. » Oui, parlons d'autre chose.....
» vive l'allégresse!

FRÉDÉRIC. » J'ai un appétit d'enfer.

HENRIETTE » Et moi, il n'y aura pas besoin
» de me prier, je m'en acquitterai bien.

SUSANNE. » Si Adèle arrivait, nous commen=
» cerions.

HENRIETTE. » Elle ne peut tarder... Est-ce
» que ce serait elle, par hasard, qui ferait tout
» ce tapage?

FRÉDÉRIC. » Je ne crois pas., à moins qu'elle
» ne nous amène la famille.

SUSANNE. » Elle est assez folle pour cela....
» Henriette vas donc voir.

HENRIETTE. » Ce serait curieux. » (Elle tra=
verse la chambre en courant et se heurte contre
la table.)

SUSANNE. « L'étourdie! elle a renversé la
» salière!...

HENRIETTE » C'est bon, j'en jeterai par-dessus
» mon épaule. » (Elle va jusqu'au corridor et
revient saisie d'épouvante.) « Mes amis , nous
» sommes perdus! »

Aussitôt la chambre est envahie par un essaim
de gendarmes et de mouchards , ayant à leur
tête un commissaire.

« Au nom de la loi, dit le magistrat , je vous
» somme de nous donner toutes vos clés. Gen=
» darmes, pendant que je vais procéder à la
» perquisition, veillez sur cet homme et sur ces
» deux femmes , vous m'en répondez.

UN BRIGADIER. » Il suffit, ils ne s'échap=
» peront pas.

TOME IV. 18

LE COMMISSAIRE » Il paraît que l'on fait
» bombance dans cette maison (apercevant une
» tabatière) ; si je ne me trompe , voici déjà
» l'un des objets mentionnés au procès-verbal;
» vérifions : une boîte en écaille avec son cercle
» en or; sur le couvercle , le portrait de ma=
» dame Lombard enchâssé dans un médaillon ;
» au revers les chiffres entrelacés des deux
» époux, en cheveux, du temps qu'ils en avaient,
» avec un cœur enflammé et une pensée dans
» un nœud d'amour. C'est bien cela , regardez,
» messieurs ; savez-vous qu'elle n'a pas été mal
» madame Lombard ! vous jugez comme moi ,
» que c'est parfaitement conforme à la descrip=
» tion ?.....

UN DES ASSISTANTS. » Il n'y a pas à en douter.

LE COMMISSAIRE. » Ainsi nous avons trouvé
» les voleurs. (A Frédéric) Connaissez-vous le
» nommé Jacques Richard, dans la rue des
» Gobelins ?

FRÉDÉRIC. » J'ai connu un compagnon qui
» s'appelle Richard , mais il restait au faubourg
» Poissonnière.

LE COMMISSAIRE. » C'est le même. N'avez-
» pas eu quelque chose qui vous venait de lui ?

FRÉDÉRIC (à part). » Le tablier qu'il m'a vendu.

» Je vois, monsieur le commissaire qu'il est
» inutile de nier, c'est moi qui suis l'auteur du
» vol.

LE COMMISSAIRE. » Vous ne l'avoueriez pas,
» qu'il y a assez de preuves. » (Il se fait donner
le tablier, et le déployant.) « Reconnaissez-vous
» ceci pour vous appartenir?

FRÉDÉRIC. » Je ne le reconnais que trop.

LE COMMISSAIRE. » N'êtes-vous pas libéré des
» fers?

FRÉDÉRIC. » Libéré, oui je l'étais.

LE COMMISSAIRE. » Ces dames aussi; nous
» avons des renseignements sur leur compte.
» Gendarmes, attachez-moi ce gaillard-là, et
» mettez les menottes à ces femmes; ne les
» ménagez pas.

FRÉDÉRIC. » Elles ne sont pas coupables!...

LE COMMISSAIRE. » Gendarmes, faites votre
» devoir. »

Pendant qu'on exécute les ordres du commissaire, et qu'il continue sa perquisition, on frappe
doucement à la porte; un mouchard ouvre, et
l'on voit entrer une personne dont la mise presque élégante et l'extérieur décent préviennent
déjà en sa faveur.

LE COMMISSAIRE. « Que veut madame? Ma=
18.

» dame n'a pas l'air d'une voleuse ; mais vu
» la circonstance, je ne puis me dispenser de
» demander ce qu'elle vient faire ici.

La Dame. » Comment ce que je viens y
» faire ? je viens apporter de l'ouvrage.

Le Commissaire. » Vous venez, dites-vous
» apporter de l'ouvrage ?

La Dame (cherchant dans son panier). » Te-
» nez, tenez, il n'y a pas tant de mystère. Ce
» sont des bandes de mousseline que j'apporte
» à festonner, il y en a trente-quatre aunes ;
» faut-il vous les déployer ?

Le Commissaire. » Non, non, cela n'est pas
» nécessaire ; mais puisque vous faites travailler
» les Goliez, vous avez donc un commerce ?

La Dame. » Je tiens les articles de broderie,
» je suis assortie en tout ce qu'il y a de plus nou-
» veau ; monsieur est marié, je pense : si ma-
» dame votre épouse souhaitait faire quelques
» emplettes, voilà mon adresse (lui remettant
» une carte imprimée), madame Derval, bou-
» levard des Invalides, près de la rue de Baby-
» lone. Elle trouvera chez moi tout ce dont elle
» aura besoin, et à juste prix, je suis très ac-
» commodante.

Le Commissaire. » Je vois que c'est la vérité,

» la visite de madame n'a rien de suspect ; le
» motif en est naturel , et il n'y a pas d'incon=
» vénient à ce qu'elle se retire. Je vous demande
» mille pardons, madame ; mais dans nos fonc=
» tions il nous est quelquefois prescrit d'être
» indiscret. »

Au moment où la dame, près de se retirer ,
répond par une révérence aux excuses que lui fait
le commissaire, arrivent deux nouveaux agents
de police, Coco Lacour et Fanfan Lagrenouille,
qui , l'ayant aperçue, la considèrent avec une
attention marquée.

Coco Lacour. « Je crois avoir l'honneur de
» connaître madame.

Fanfan Lagrenouille. » Et moi je suis sûr
» de l'avoir vue quelque part.

La Dame (un peu troublée). » C'est possi=
» ble, mais je ne vous remets pas.

Coco Lacour. » Vous devez pourtant me
» connaître.

La Dame. » Ma foi , monsieur , je ne pense
» pas avoir cet avantage.

Fanfan Lagrenouille. » Plus j'examine ma=
» dame, plus je vois que je ne me trompe pas...
» Foi de Lagrenouille , je vous connais ; allons ,
» ne *battez pas* , vous êtes une ancienne *calège*
» (femme à voleur), n'est-ce pas?

La dame (dont le trouble devient de plus en plus visible). » Je ne vous comprends pas.

Fanfan Lagrenouille. » Que si, que si, » vous comprenez bien (à Coco Lacour) : c'est » une particulière qui *entrave* (qui parle ar= » got) mieux que toi zet moi.

Coco Lacour (avec vivacité). » J'y suis ; » vous êtes l'ancienne femme à Serouge, vous » vous appelez Adèle d'Escars?

La dame (balbutiant). » Moi! moi! vous » vous trompez, je ne porte pas ce nom là.

Fanfan Lagrenouille. » T'as raison, Coco, » c'est Adèle... C'est elle, comme je dois mou= » rir un jour.

Coco Lacour (Passant la main sous le panier de la dame et le soulevant). » Je gage qu'il y » a de la contrebande là-dedans; cela sonne » le fer.

» Voyons un peu que je m'en assure.

La dame. » Je vous en épargnerai la peine. » (Elle ouvre son panier et y prend un trous= seau de clés avec un paquet de reconnaissances, qu'elle lance au milieu de la chambre). » Oui, » je suis Adèle. Qu'en est-il?

Le commissaire. » Elle fera la quatrième.

Le brigadier. » La contredanse est com= » plète.

LE COMMISSAIRE. » Mademoiselle est sujette
» à caution. Je vous la recommande. »

Devant le tribunal Adèle confessa, tous ses
crimes ; mais, pour atténuer ses torts, elle joi-
gnit à ses aveux le récit de ses tribulations.
Les jurés en gémirent ; leur déclaration n'en
motiva pas moins une condamnation à perpétuité : c'était la première fois qu'une si terrible sentence était portée contre une femme.
Quand on se présenta pour lui raser la tête et
lui passer le saraut gris, Adèle versa un torrent
de larmes. « Avoir tout fait pour être honnête ou
» pour mourir, et être jetée vivante dans mon
» tombeau... Ces portes de Saint-Lazare, que
» j'ai vues se fermer sur moi, elles ne s'ouvri-
» ront plus. Jamais ! jamais ! perpétuité ! perpé-
» tuité ! » répétait-elle sans cesse du son de voix
le plus déchirant, et ces plaintes entrecoupées
par des sanglots, ces plaintes n'ont pas cessé...
Adèle souffre encore.

CHAPITRE LXV.

LES CHEVALIERS GRIMPANTS.

Les donneurs de bonjours. — La bibliothèque d'un bonjourier. —
Les chaussures légères. — Les fils de familles. — Le rire permanent
Le goupineur à la desserte. — Les Fausses méprises. — conseils au
lecteur.

LES *chevaliers grimpants*, que l'on nomme
aussi *voleurs au bonjour, donneurs de bonjours,
bonjouriers*, sont ceux qui, s'étant introduits
dans une maison, enlèvent à la passade le pre=
mier objet qui leur tombe sous la main. Les
premiers boujouriers furent, assure-t-on des do=
mestiques sans place. Ils étaient d'abord peu
nombreux, mais bientôt ils firent des élèves,
et leur industrie prit un tel accroissement que,
de 1800 à 1812, il n'est presque pas de jour

où ils n'aient volé dans Paris de douze à quinze paniers d'argenterie. Coco Lacour, de qui je tiens ce fait, m'a rapporté que, dans l'origine, tous les bonjouriers faisaient bourse commune; plus tard, comme il se trouva parmi eux des paresseux qui, sans se donner la moindre peine, voulaient prendre leur part des béné= fices, cette touchante confraternité cessa, et chacun se mit à travailler isolément pour son propre compte.

Les plus fameux bonjouriers, ceux du moins qui me furent signalés lors de mon entrée à la police, étaient *Dalessan*, *Florent*, *Salomon*, *Gorot*, *Coco Lacour*, *Francfort*, *Chimaux*, *Hauteville*, *Mayer*, *Isaac*, *Lévi*, *Michel*, *Tétu*, et quelques autres dont les noms ne me reviennent pas en mémoire.

L'*Almanach du commerce*, l'*Almanach royal*, et celui des *vingt-cinq mille adresses* sont, pour un bonjourier, des livres très intéressants; chaque matin avant de sortir, il les consulte, et lorsqu'il se propose de visiter une maison, il est rare qu'il ne sache pas les noms de deux des personnes qui l'habitent : afin de se ménager une entrée en parlant au portier, il demande l'une, et c'est l'autre qu'il tâche de voler. Un

bonjourier est toujours mis avec élégance, et
chaussé avec la plus grande légèreté; les souliers de daim sont ceux auxquels il donne la
préférence, encore a-t-il soin d'en rompre la
semelle pour qu'elle ne crie pas; quelquefois
cette semelle est en feutre; d'autre fois, notamment en hiver, le soulier de daim ou l'escarpin
sont remplacés par le chausson de lisière, avec
lequel on peut monter, marcher, descendre
sans faire le moindre bruit. Le vol *au bonjour*
s'effectue sans effraction, sans fausses clés, sans
escalade : le voleur aperçoit une clé à la porte
d'un appartement ; il frappe d'abord à petits
coups, puis un peu moins doucement, enfin il
frappe fort ; ne répond-t-on pas, il tourne le
bouton, et le voilà dans l'antichambre ; il s'a-
vance dans la salle à manger, pénètre dans les
pièces voisines pour s'assurer s'il n'y a personne,
revient sur ses pas, et si la clé du buffet n'est
pas en évidence, il la cherche dans tous les endroits où il sait qu'on a l'habitude de la cacher :
l'a-t-il découverte, il s'en sert aussitôt pour
s'emparer de l'argenterie, qu'il emporte ordinairement dans son chapeau, après avoir jeté
dessus ou un foulard, ou un mouchoir de batiste, dont la finesse et la blancheur annoncent

encore l'homme comme il faut. Pendant qu'il
est en expédition, le bonjourier entend-il venir
quelqu'un, il va droit à lui, et lui souhaitant le
bonjour d'un air riant et presque familier, il
demande si ce n'est pas à M. un tel qu'il a l'hon=
neur de parler. On lui indique ou l'étage plus
haut, ou l'étage plus bas ; alors toujours sou=
riant, se confondant en politesses et faisant
force excuses, force révérences affectueuses, il
se retire. Il peut arriver qu'il n'ait pas eu le
temps de consommer le larcin, mais souvent
aussi c'est une affaire faite, et quand on s'en
aperçoit il est trop tard. Au premier aspect,
rien de plus aimable, de plus avenant que la
physionomie d'un bonjourier : sans cesse il a le
sourire sur les lèvres, il est affable, révéren=
cieux, lors même qu'il n'a pas besoin de l'être ;
mais tout cela n'est qu'un tic, une grimace.
Après quelques années d'exercice, il rit malgré
lui : c'est une contraction qui, à la longue, est
devenue chronique, et il salue sans s'en douter.
On ne rencontre pas tous les jours des bonjou=
riers, mais à chaque instant nous pouvons nous
trouver face à face avec de jeunes abbés, ou
d'anciens prêtres défroqués, un visage modelé au
séminaire perd-t-il jamais les formes qui lui ont

été imprimées? Si la mine dévotieuse peut s'acquérir à perpétuité, on croira sans peine qu'il
peut en être de même de la mine riante : allez
plutôt petite rue Sainte-Anne, faites-vous mon=
trer M. Coco.

Parfois, malgré ses bonnes façons, il arrive que
le bonjourier a affaire à des gens qui s'avisent,
non-seulement de le soupçonner, mais encore
de le fouiller; dans ce cas, s'il est nanti, il
tombe aux genoux des personnes qui se fâchent;
et afin de les appaiser et de les amener à s'api=
toyer sur son sort, il leur débite en pleurant
un conte bien pathétique, préparé à l'avance
pour les occasions périlleuses : il appartient à
des parents honnêtes ; c'est la malheureuse pas=
sion du jeu qui l'a entraîné au crime ; il en est
à son coup d'essai; si on le livre à la justice,
son père, sa mère, en mourront de douleur:
Si les larmes produisent l'effet qu'il s'en est promis, et qu'on lui dise d'aller se faire pendre
ailleurs, il est repentant jusqu'à la porte; si l'on
est inflexible, il se désole tant qu'il ne voit pas
la garde ; mais la garde arrivée, il reprend sa
sérénité, et les muscles producteurs du sourire
reviennent à leur état habituel.

La plupart des voleurs de cette espèce com=

mencent leurs incursions dès le matin, à l'heure
où les bonnes vont chercher leur crème, ou
taillent une bavette, pendant que les maîtres
sont encore au lit. D'autres bonjouriers ne se
mettent en campagne qu'aux approches du dî=
ner : ceux-là saisissent le moment où l'argenterie
vient d'être posée sur la table. Ils entrent, et en
un clin-d'œil ils la font disparaître : c'est ce
qu'on appelle *goupiner à la desserte* (travailler
à desservir).

Un jour un de ces goupineurs à la desserte
était en expédition dans une salle à manger ; la
domestique entre portant deux plats d'argent,
dans lesquels sont des poissons, sans se décon=
certer, il va au-devant d'elle : « Eh bien! lui
» dit-il, allez-vous servir le potage, ces mes=
» sieurs s'impatientent ?—Oui, monsieur, ré=
» pond la servante, qui le prend pour un des
» convives, je suis prête, avertissez, je vous
» prie, la société. » En même temps, elle court
à la cuisine, et le goupineur, après avoir en
toute hâte vidé les deux plats, les fourre entre
son gilet et sa chemise. La fille revient avec le
potage ; le faux convives s'était éclipsé, et il n'y
avait plus sur la table une seule pièce d'argen=
terie. On me dénonça ce vol ; aux circonstances

qui me furent rapportées, ainsi qu'au signalement qu'on me donna, je crus en reconnaître
l'auteur : c'était un nommé *Chimaux*, dit *Boyer*,
il fut découvert et arrêté, marché Sainte-Cathe-
rine. Sa chemise portait encore l'empreinte des
plats, dont la sauce avait dessiné la forme.

Une autre variété de bonjouriers exploite plus
particulièrement les hôtels garnis.

Les individus dont se compose cette variété
sont sur pieds dès l'aurore ; leur adresse pour
déjouer la vigilance des portiers est inconcevable ; ils montent tantôt sous un prétexte, tantôt sous un autre, font la revue des carrés, et
s'ils trouvent les clés sur les portes, ce qui est
assez ordinaire, ils les font tourner avec le
moins de bruit possible. Une fois dans la chambre, si le locataire dort, c'en est fait de sa bourse,
de sa montre, de ses bijoux, enfin de tout ce qu'il
possède de précieux ; s'il s'éveille, le visiteur a
une excuse toute prête : « Mille pardons, Mon-
» sieur, je croyais être au nº 13. N'est-ce pas
» monsieur, qui a demandé un bottier, un tail-
» leur, un coiffeur? etc., etc.» Les juifs et quelques femmes qui ne sont pas toutes israélites,
sont principalement en possession d'exercer cette
industrie. Plus d'un voyageur, détroussé par

eux pendant son sommeil, est resté avec la seule chemise qu'il avait sur le dos.

Lecteurs, qui souhaitez n'avoir rien à craindre des chevaliers grimpants, ne laissez jamais votre clé à votre porte ; ne cachez pas celle de votre buffet, car ils la trouveront infailliblement, gardez-la dans votre poche. Que votre portier ait ou une sonnette ou un sifflet, pour indiquer l'arrivée d'un étranger et l'étage où il va ; qu'il ne soit ni tailleur, ni cordonnier, ni bottier, enfin qu'il n'exerce aucun état que celui de portier. Qu'il ne balaye jamais le matin sans tenir sa porte fermée ou sans laisser aux aguets sa fille ou toute autre personne. N'oubliez pas, je crois vous l'avoir déjà dit, que les voleurs sont dans l'usage de chercher sous les paillassons, sous les tapis, sous les vases, dans les buffets, derrière les tableaux, dans les encoignures de poêles, sur les corniches, etc. Recommandez à vos gens de ne jamais souffrir que qui que ce soit reste seul dans une pièce de votre appartement. Si quelqu'un, en votre absence, demande à vous écrire un mot, que votre domestique se garde bien d'aller lui chercher du papier, mais qu'il l'envoye à la loge, où on lui fournira ce dont il a besoin.

Méfiez-vous des vitriers ambulants, des éta-
meurs de cuillères, des raccommodeurs de faïence,
des petits savoyards; et, de cette armée roulante
d'hommes et de femmes qui colportent des couvertures, de la toile, du calicot, de la mousseline,
etc. Suivez les modistes qui montent avec des cartons, les marchandes à la toilette ou autres, qui
viennent offrir des marchandise: tous ces coureurs
et coureuses sont des voleurs ou des affidés de
voleurs qui poussent des reconnaissances. Soyez
surtout sur vos gardes lorsqu'il y a, ou qu'il y a
eu des ouvriers dans la maison que vous habitez.
Rarement il ne se commet pas un ou plusieurs
vols après le passage des maçons, carreleurs,
couvreurs, peintres en bâtiment, etc. N'ayez affaire aux *marchands d'habits, vieux galons, que
dans la rue*. Si vous pouvez faire autrement,
ne vous logez jamais dans la même maison
qu'une blanchisseuse, qu'un médecin, qu'une
sage-femme, qu'un commissaire de bienfai=
sance, qu'un bureau de prêt, qu'une justice
de paix, qu'un commissaire de police, qu'un
avoué, qu'un huissier. Évitez les maisons où il
y a beaucoup de mouvement et une perpétuelle
circulation du public.

CHAPITRE LXVI.

LES BOUCARDIERS.

Le boucardier en reconnaissance. — Ayez un bon chien. — Avantages du désordre. — Les jouets d'enfants et la faïence. — La corde
tendue. — Les pois fulminants. — Les passeports en règle.

On appelle boucardiers, les voleurs de bou=
tiques pendant la nuit. Les boucardiers ne
dévalisent jamais un marchand sans avoir, auparavant, reconnu les obstacles qui pourraient
s'opposer à leur entreprise. Quand ils ont pro=
jeté de s'introduire dans une boutique, matin
et soir pendant quelques jours, ils rôdent aux
alentours, afin d'assister soit à l'ouverture, soit
à la fermeture. Ils remarquent alors comment

Tome iv.   19

sont placés les boulons, s'ils sont difficiles à mettre ou à retirer ; ils tâchent aussi de savoir si la boutique est gardée par un chien, ou si quelqu'un y couche. Souvent, pour être plus à même de faire ces observations, ils se présentent au marchand sous le prétexte d'acheter ; quelquefois même ils achètent, mais des objets de peu de valeur, qu'ils marchandent le plus longtemps possible... Rien de si chipoteur qu'un boucardier en reconnaissance : il vient, s'en va, revient...; et quand le prix est convenu, il hésite encore dans le choix.

Le boutiquier à qui il est arrivé d'apercevoir le même individu flânant aux approches de son établissement, ou d'avoir la visite d'un de ces acheteurs qui mettent l'enchère sou à sou, fera fort bien de se tenir sur ses gardes... Qu'il se précautionne d'un bon chien ; les plus gros sont les meilleurs pour la défense ; mais pour le guet je préfère les petits, c'est-à-dire les roquets, qui ont l'oreille plus fine et le sommeil plus léger. L'usage de faire coucher une personne dans la boutique est des plus sages.

Les boucardiers sont ordinairement des voleurs très connus, déjà signalés aux recherches de la police : aussi ne sortent-ils que rarement

de jour, de peur d'être rencontrés par les agents
de l'autorité.

Presque toujours, avant de se coucher, un
marchand fait à ses commis ou à ses demoiselles
de boutique la recommandation de mettre tout
en place : les chaises, les tabourets, les esca=
belles, enfin tout le menu mobilier. Il ferait
beaucoup mieux de leur prescrire exactement
le contraire, car plus il y a de désordre, plus
les voleurs sont entravés. Une chaise renver=
sée, un tabouret contre lequel on se heurte, le
moindre bruit, et par conséquent le moindre
choc, peuvent les faire découvrir. Rarement les
boucardiers s'aventurent chez les marchands de
faïence ou de jouets d'enfants : chez les uns la
casse est trop à craindre, chez les autres, l'en=
combrement est dangereux. Que de périls à
courir, en traversant dans les ténèbres des
légions d'animaux ! Une main s'appuie, un
pied se pose malencontreusement, une pression
s'exerce : c'est un carlin qui jappe, ou un agneau
qui bêle. Il faut fuir : l'éveil est donné.

Les boucardiers de province sont, pour la
plupart, de soi-disant marchands, qui voyagent
avec leur voiture. Jamais ils n'arrivent que de
nuit dans l'endroit où ils se proposent de faire

19.

un coup. Peu d'instants après, ils se mettent
en besogne, et les marchandises, à mesure
qu'ils les volent, sont déposées dans la voiture.
L'opération terminée, ils s'acheminent vers un
autre endroit, où ils vendent en détail ce qu'ils
ont pris en gros. S'ils se sont approprié des
objets d'or ou d'argent faciles à reconnaître, ils
les convertissent en lingots.

Un des premiers soins des boucardiers est de
dénaturer les produits de leurs vols. Si ce sont
des étoffes de soie ou de laine, des toiles, des
indiennes, etc., ils enlèvent le chef de chaque
pièce, et font ainsi disparaître les marques ou les
numéros qui pourraient indiquer qu'ils se four-
nissent ailleurs qu'en fabrique, bien que parfois
aussi ils rendent visite aux fabricants. La chute
de quelques planches légères appuyées sur une
corde très mince, tendue en travers de la boutique, à une hauteur de quatre à cinq pieds,
est une des meilleures surprises que l'on puisse
ménager aux boucardiers, lorsque, pour leur
expédition, ils ont négligé de se munir d'une
lanterne sourde. Quand on marche à tâtons, les
mains sont en avant, il peut se faire qu'elles
rencontrent la corde ; mais alors même les
voleurs n'y gagnent rien, puisqu'il suffit du

moindre choc pour faire tomber les planches :
un grand bruit se produit , les voleurs se dou-
tent bien que l'on viendra , et comme ils ne se
soucient pas d'être pris en flagrant délit , quelque intrépides qu'ils soient , ils déguerpissent :
des pois fulminants jetés sur le plancher, peuvent
aussi produire une détonation salutaire.

Il ne manque pas de moyens de se préserver
des atteintes des boucardiers ; mais ces moyens
ne pouvant être efficaces que par le secret , il ne
serait pas prudent de les divulguer ici. Un
proverbe allemand dit que *la bonne serrure fait
l'habile voleur*; c'est que la bonne serrure n'est
pas un mystère; je crains de m'expliquer.....
Cependant je pense que les voleurs seraient
promptement réduits à l'inaction la plus complète , si les honnêtes gens s'avisaient de réfléchir aux circonstances qui ont fait échouer les
tentatives de vol les mieux combinées. Depuis
quelques années les serruriers-mécaniciens ont
imaginé une multitude de secrets, de piéges, de
surprises ; mais toutes ces inventions si dispen-
dieuses ne sont pas à la portée du public. Que
les personnes qui souhaitent garantir à peu de
frais leur sûreté et celle de leur avoir, viennent
me consulter , et je me ferai un plaisir de les

initier à des procédés moins coûteux. Le vol est
comme l'escroquerie ; quand on le voudra on
l'anéantira ; mais ce n'est que confidentielle-
ment que je puis révéler aux intéressés le
système qui doit infailliblement conduire à ce
résultat, sans le secours de la police, dont la
vigilance est si fréquemment déjouée.

En parlant des boucardiers de province, j'ai
oublié de dire qu'ainsi que les escarpes, ou assas=
sins de profession, ils sont toujours pourvus
de passeports parfaitement en règle et très exac=
tement visés par les autorités des communes où
ils passent. Il est une remarque à faire, c'est
qu'en France les honnêtes gens seuls se risquent
à voyager sans papiers ; les malfaiteurs, au contraire, se gardent bien de contrevenir aux lois
et ordonnances en vertu desquelles un brevet
de circulation est exigé pour le moindre dépla-
cement. Si j'étais gendarme, l'individu porteur
d'un passeport chargé de *visa* me serait tou=
jours suspect. Les vagabonds dangereux ont
grand soin de faire constater, pour ainsi dire
à chaque pas, qu'ils ne sont pas en état
de vagabondage. L'homme irréprochable s'in=
quiète peu de ces formalités : il s'en affranchit
ou parce qu'il est négligent, ou parce qu'il lui

répugne de se mettre en contact avec tout ce qui
a le nom de police. Comme il a la conscience de
l'innocence de ses mouvements et de ses actions,
il ne pense pas que qui que ce soit au monde
puisse avoir le droit de lui dire, *où vas-tu ?
d'où viens-tu ?* S'il aime sa dignité, sa liberté,
son indépendance, un passeport est pour lui
une humiliation véritable, parce que la nécessité
de l'exhiber à toute intimation, l'expose aux
questions, aux réflexions saugrenues d'un
gendarme qui sait à peine lire, ou d'un garde
champêtre qui ne vaut guère mieux. Les gendarmes eux-mêmes sont si persuadés que demander à quelqu'un son passeport, c'est lui
faire un affront, qu'ils ne s'adressent que très
rarement aux gens bien mis ; d'ordinaire ils se
contentent de les regarder et de les saluer au
passage. Un homme bien mis est peut-être un
ami du procureur du roi, du sous-préfet, du
maire ; un homme bien mis est peut-être un
fonctionnaire qu'il convient de ne pas indis-
poser. L'injonction d'exhiber un passeport est
toujours plus ou moins offensante ; c'est un
ordre qui blesse l'amour-propre, parce qu'il
vient de trop bas, et qu'il n'est pas de citoyen
qui ne s'estime plus et ne se voie plus haut qu'un

gendarme. Je dis que cette injonction est un
ordre, j'ajoute que c'est un ordre des plus impé-
ratifs, parce qu'il est impossible de ne pas y
obtempérer; et puis, par une susceptibilité très
naturelle, l'esprit se révolte à la pensée d'une
suspicion sans motif. La loi prescrit au gendarme de regarder comme suspect tout individu
dont il n'a pas encore vu le visage. Ainsi je suis
suspect, non parce que ma conduite a légitimé
cette espèce de mise en prévention, mais bien
par le seul fait de mon existence : la loi m'insulte. Ce n'est pas tout, suivant les circonstances
politiques, ou les caprices des autorités locales,
un passeport demandé a plus d'une fois été refusé.
Un passeport est donc une permission; il est en
outre une taxe. Espérons qu'à l'avenir tous les
inconvénients que je viens de signaler dispa-
raîtront; je ne présume pas que l'on en vienne à
supprimer les passeports, mais les abus et les
vexations auxquels ils donnent lieu, et qu'on
ne nous imposera plus ces pancartes insigni-
fiantes où le vague d'un signalement qui va à
tout le monde, expose à de perpétuelles méprises. Qu'on se rappelle l'aventure du malheureux *Chauvet*, victime d'une bévue de M. le
procureur du roi de Saint-Quentin.

CHAPITRE LXVII.

LES DÉTOURNEURS ET DÉTOURNEUSES.

La bonne cachette. — Le chaland pressé. — Les mots magiques. — Les préparateurs. — Les boîtes à doubles fonds. — Les poches clandestines. — L'enfant sur le comptoir. — Une femme qui ne se mouche pas du pied. — Avis aux bijoutiers. — Le mendiant. — Les chipeurs de distinction.

Le *vol à la détourne* est celui qui se commet en faisant des emplettes dans une boutique. Ce vol est pratiqué par des individus des deux sexes ; mais les *détourneuses* sont en général réputées plus habiles que les détourneurs. La raison de cette supériorité est tout entière dans la différence du vêtement : les femmes peuvent facilement cacher des objets d'un volume assez considérable. J'ai suivi des détourneuses qui, ayant entre leurs cuisses une pièce d'étoffe de vingt-cinq ou trente aunes, marchaient sans la laisser tomber, et faisaient ainsi un long trajet sans paraître embarrassées le moins du monde.

Voici comment s'y prennent les voleurs et voleuses à la détourne. Un des personnages de la bande se présente dans un magasin, il demande diverses marchandises qu'il fait déployer, et tandis qu'il paraît occupé de choisir, un ou deux affidés viennent marchander d'autres objets ; ils ont toujours soin de se faire montrer ce qui est placé dans les cases supérieures et derrière le marchand ; celui-ci se met en devoir de les satisfaire, mais à peine sa vue est-elle distraite, que l'un des voleurs escamote ce qui est à sa convenance, et disparaît.

Les vols à la détourne sont très fréquents, soit à Paris, soit en province ; il s'en commet un grand nombre aux foires de Saint-Denis, de Beaucaire, de Guibray, de Rheims, de Metz et de Montmerle, près de Lyon.

Les détourneuses sont toujours élégamment costumées, à moins qu'elles ne soient vêtues comme des femmes de campagne ; dans ce cas, leur mise est riche, elles ont ce qu'on appelle du beau et du bon : la plupart du temps elles se disent marchandes.

Le meilleur moyen pour éviter d'être leur dupe, est de ne leur montrer de nouveaux ob=jets qu'après avoir remis en place ceux qui vien=nent de passer sous leurs yeux. On peut aussi compter ceux que l'on entrepose sur le comptoir. Dans les magasins achalandés, il serait bon, quand il y a beaucoup de monde à servir, que de temps en temps les commis se prissent à dire entre eux : *deux sur dix*, ou bien encore, *allu=mez les gonzesses* ; il y a mille à parier contre un, qu'entendant ces mots, les *grinches*, qui ont l'ouïe fine, se hâteront de déguerpir.

Les détourneurs et les détourneuses em=ploient toutes sortes d'expédients pour parvenir à voler le marchand : d'ordinaire ceux qui rem=plissent le rôle de *préparateurs*, disposent à l'a=vance et mettent à part sur le comptoir les articles qu'ils désirent s'approprier : dès que tout est prêt, et que le moment est opportun, ils font un signal à leurs affidés qui sont à l'ex=térieur. Ceux-ci entrent, ils demandent, et sont pressés ; le marchand, pour ne pas laisser échap=per la vente, se met en quatre, et pendant

qu'il ne sait à qui répondre, la marchandise
file. Les voleurs qui *font* la mousseline claire,
la dentelle, les *foulards* ou autres articles légers
et peu volumineux, ont soin de se munir de
cartons, en apparence, soigneusement ficelés,
mais dont le fond est mobile, ce qui donne la
facilité d'introduire par-dessous les objets auprès desquels ils les posent.

Les détourneuses ont des pelisses ou manteaux dont la doublure forme une poche assez
vaste pour contenir plusieurs pièces d'étoffe ;
quand elles n'ont pas de manteaux, elles ont des
châles d'une ampleur très favorable à leurs projets : les jupons de celles qui sont vêtues en
paysannes sont de véritables gibecières à secrets et compartiments.

Quelques détourneuses se font accompagner
d'une bonne, qui porte un enfant dont la robe
est fort longue. La bonne pose l'enfant sur le
comptoir, et enlève avec lui les objets sur lesquels la maîtresse a jeté son dévolu. Des détourneuses d'un ordre moins relevé ont des
paniers à double fond. J'ai connu une fameuse
voleuse de dentelles, la nommée *Dumaz*, qui,
pour dérober, s'y prenait assez singulièrement :
on lui montrait des Malines ou du point d'An-

gleterre.; en les examinant elle tâchait d'en faire
tomber une pièce, et si on ne s'en était pas
aperçu, avec son pied droit, dont les orteils
étaient libres, elle la plaçait adroitement dans
son soulier, qui était assez large pour la rece=
voir : quelquefois, avant que madame Dumaz
fût sortie, le marchand réclamait sa pièce ; alors
elle demandait à être fouillée, on ne songeait
pas au soulier recéleur ; et comme on ne trouvait
rien, force était de lui faire des excuses, et
de croire que la pièce avait disparu avant
son arrivée. Qui diable eût imaginé qu'il
fallait plutôt regarder à ses pieds qu'à ses
mains ? le dicton recommande précisément le
contraire.

Les bijoutiers sont fort sujets à recevoir la
visite des détourneurs : un nommé *Velu*, dit
Henri, officier de la compagnie franche de Si=
mon, passait son temps à considérer les bijoux
exposés dans leurs montres; y découvrait-il de ces
masses d'anneaux, de ces paquets d'alliances qui,
de coutume, sont accrochés aux tablettes contre
la vitre extérieure, il les observait avec attention,
et le lendemain il se présentait pour acheter une
bague ; suivant l'usage on lui donnait à choisir,
et, tout en faisant mine d'essayer, au groupe

d'or il substituait un groupe tout pareil ; mal=
heureusement c'était du cuivre. Si le fripon
n'eût pas acheté, on aurait soupçonné la fraude,
mais il ne marchandait pas, et payait bien, le
cuivre était placé à l'étalage jusqu'à la venue
d'un meilleur chaland.

Le nommé *Florentin* était chez un joaillier à
marchander des brillants sur papier ; un homme
se présente à la porte en demandant l'aumône ;
Florentin tire une pièce de monnaie de sa
bourse et la lui donne; la pièce tombe, le men=
diant se baisse, la ramasse et se retire. Cette
circonstance est à peine remarquée. Le marché
conclu, Florentin compte 400 francs, et se
fait délivrer une facture. Tout est terminé; mais
au moment de serrer ses paquets, le joaillier
reconnaît qu'il lui en manque un de la valeur
de 5 à 6,000 francs; on cherche; le paquet ne
se trouve pas; Florentin dit qu'il ne veut pas
sortir sans qu'on l'ait fouillé. Pour ne pas le
désobliger, on le fouille, il n'a sur lui que l'ac=
quisition qu'il vient de faire, il est porteur
d'excellents papiers, enfin tout prouve que
Florentin est un monsieur comme il faut.
On le laisse aller : où va-t-il? rejoindre le men=
diant, le nommé *Tormel*, dit Franz, son af=

fidé, qui, avec la pièce, a ramassé le paquet de diamants que Florentin avait adroitement fait tomber.

Les marchands, quels qu'ils soient, et notamment les détaillants, ne sauraient trop se tenir sur le qui vive : qu'ils ne perdent pas de vue que, dans Paris, il est des milliers de voleurs et voleuses à la détourne. Je ne parle ici que des voleurs de profession, mais il est aussi des amateurs qui, à l'ombre d'une réputation bien établie, font de petits coups à la sourdine. Il est de fort honnêtes gens, dit-on, qui, sans trop de scrupule, se passent *gratis* la fantaisie d'un livre rare, d'une miniature, d'un camée, d'une mosaïque, d'un manuscrit, d'une estampe, d'une médaille, ou d'un bijou qui leur plaît ; c'est là ce que l'on nomme *chipeur*. Si le *chipeur* est riche, on ne s'en fâche pas, on dit qu'il est trop au-dessus d'un pareil larcin pour le lui imputer à crime ; s'il est pauvre, on le dénonce au procureur du roi, et on l'envoie aux galères, parce qu'il n'a pas volé sans nécessité ; il faut convenir que, sur l'honnête et le déshonnête, nous avons d'étranges idées.

CHAPITRE LXVIII.

VOLEURS ET VOLEUSES SOUS COMPTOIR.

Des vis-à-vis. — L'horloger et le chapelier. — Dupes et complices.
— La *Connarde.* — La dispute.

Le *vol sous comptoir* est d'une invention toute moderne; il importe, dans l'intérêt du commerce, de signaler comment il s'effectue. Des individus, ce sont plus particulièrement des femmes vêtues en domestiques, cherchent dans une rue un peu large, deux magasins situés presque en face l'un de l'autre; supposons que les deux établissements appartiennent, le premier à un horloger, le second à un chapelier : la vo=

leuse entre chez le chapelier, on la charge d'a=
cheter un chapeau, celui qu'elle choisit n'est
jamais prêt, on va le lui garnir, c'est l'affaire
d'une heure ; en attendant, elle va et vient, ren=
tre dans la boutique du chapelier, se fait voir sur
la porte, et quand elle est bien sûre d'avoir été
apperçue de l'horloger, elle traverse rapidement
la rue, se présente à ce dernier et lui dit :
« Monsieur un tel (elle donne le nom du cha=
» pelier), vous prie de me confier deux montres
» d'or du prix de cent vingt à cent trente francs,
» c'est un cadeau que je désire faire à mon
» frère, mais monsieur veut choisir. » L'hor=
loger reconnaît la domestique, il est plein de
sécurité, il lui remet les montres, elle les em=
porte ; de son comptoir l'horloger peut voir
qu'elle rentre en effet chez le chapelier, il as=
siste presque à l'examen des objets, il les voit
passer des mains du bourgeois dans celles des
garçons, il ne peut avoir qu'une seule crainte,
c'est qu'on ne s'en accommode pas. Un instant
après, la garniture du chapeau est terminée, la
domestique le prend, et se rend directement
chez l'horloger. « Monsieur, lui dit-elle, on
» prendra celle de cent trente francs ; je vais
» à deux pas porter ce chapeau, à mon retour

TOME IV.   20

» je viendrai m'arranger avec vous, mais il fau=
» drait me diminuer quelque chose. — C'est
» bon, c'est bon, répond l'horloger. » Une
heure, deux heures, trois heures se passent,
personne ne revient, alors il se décide à aller
chez le chapelier, et tout s'éclaircit.

Souvent les deux marchands sont volés par la
même personne. Une de ces soi-disant domes=
tiques, nommée la *Connarde*, se présente chez
une lingère et la prie de vouloir bien lui re=
mettre quelques coupes de dentelles, pour la
femme de l'orfèvre en face ; la lingère n'hésite
pas à les lui donner : la Connarde, le carton à
la main, va chez l'orfèvre et demande deux chaî=
nes d'or pour sa maîtresse, qui est vis-à-vis,
puis sortant immédiatement sans laisser le car=
ton, elle revient chez la lingère. « Madame lui
» dit-elle, ma bourgeoise désirerait faire voir
» les dentelles à une de ses amies. — A son aise,
» qu'elle ne se gêne pas. » Aussitôt elle retourne chez l'orfèvre. « Madame, dit-elle, va
» examiner vos chaînes, et lorsque je serai reve=
» nue de ma commission, je m'arrangerai aussi
» d'une petite pour moi. » La domestique dispa
raît ; des deux côtés on pense qu'elle va en course ;
enfin la lingère s'impatiente la première ; elle

se rend chez sa voisine. — « Eh bien ! comment
» trouvez-vous les dentelles ? je vous assure que
» vous feriez bien de tout garder. — Croyez-vous
» que je vous prendrai des dentelles pour les
» chaînes? — Ne vous en ai-je pas envoyé un
» carton ce matin, par votre domestique? —
» C'est-à-dire que c'est votre bonne qui est
» venue chercher pour vous deux chaînes à
» condition. — Mais voisine, vous rêvez, sans
» doute? — C'est plutôt vous qui voulez pren=
» dre votre café. — Il s'agit bien de café, je ne
» plaisante pas, il s'agit de mes dentelles. — Je
» ne plaisante pas non plus, il s'agit de chaînes
» d'or, et vous en avez deux à moi. » De part et
d'autre on commençait à se dire de gros mots,
et la dispute allait s'échauffer, lorsque le mari
de l'orfèvre arriva fort à propos pour apprendre
aux deux dames qu'elles avaient été volées.

CHAPITRE LXIX.

LES CAREURS.

Gardez votre monnaie. — Encore la femme Caron. — La liquoriste
volée. — La boulangère de la rue Martainville. — Les fausses
veuves. — Les prêtres de Saint-Gervais et de Saint-Médard. —
Le comble de la scélératesse — Les Bohémiens.

DES individus, hommes ou femmes, se présen=
tent dans une boutique très achalandée; après y
avoir acheté quelques objets, ils donnent en
paiement une pièce de vingt francs, ou toute
autre pièce dont la valeur excède de beaucoup
le montant de leur emplette; le marchand leur
rend la différence; tout à coup en examinant la
monnaie qu'ils reçoivent, ils remarquent une ou
deux pièces qui ne sont pas semblables aux au=

tres; et si l'occasion d'une pareille remarque ne
naît pas d'elle-même, ils la font naître au moyen
d'une substitution. Quoi qu'il en soit, en montrant au marchand les pièces qu'il leur a données
ou est censé leur avoir données : « En avez-vous
» beaucoup comme cela ? lui disent-ils; si vous
» en avez et que vous consentiez à nous les cé=
» der, nous vous donnerons un bénéfice sur
» chacune. » Les anciennes pièces de vingt-
quatre sous, celles de douze, les petits écus, les
écus de six livres, soit à la vache, soit au W,
sont très propres à motiver une proposition de
ce genre ; mais malheur au marchand qui se
laisse prendre à l'appât d'une telle spéculation ;
si pour procéder à la recherche, il permet l'ac=
cès de son tiroir aux personnes qui lui offrent
un gain, il peut être assuré qu'elles y puiseront
avec tant de dextérité qu'il n'y verra que du
feu. C'est là ce qu'on appelle voler à la *care;*
les filous qui pratiquent ce vol ont pris le nom
de *Careurs.*

Il n'est sorte d'expédients auxquels ces fri=
pons ne recourent pour faire des dupes; aujour=
d'hui ils emploient une ruse, demain une autre ;
mais il y a toujours un échange sur le tapis ;
ainsi, quel que soit le prétexte sous lequel un

inconnu, homme, femme ou enfant, se présente pour offrir de changer des pièces, il est prudent de faire la sourde oreille, et dangereux de se laisser tenter. Combien de changeurs, de buralistes de la loterie, de débitants de tabac, de boulangers, de marchands de vin, d'épiciers, de bouchers etc., ont été dupes de ces adroits escamoteurs, qui s'attaquent plus particulièrement à tous les commerces de détails.

Les careurs se font aisément reconnaître; car dès qu'on ouvre le comptoir afin de choisir la monnaie qui leur convient, ils ne manquent pas d'y plonger la main, comme pour aider au triage, et indiquer les pièces dont ils s'accomoderont. Si, par hasard, le marchand a besoin d'aller dans son arrière-boutique, pour leur rendre sur une pièce d'or, ils le suivent et s'arrangent si bien qu'ils parviennent aussi à mettre la main dans le sac. Presque tous les careurs sont des Bohémiens, des Italiens ou des Juifs. La femme *Caron*, dont il est parlé dans les volumes précédents, était une careuse des plus habiles. Un jour elle entre chez un liquoriste, le sieur Carlier, établi au marché Saint-Jacques; madame Carlier était seule, la femme Caron demande un flacon d'anisette, paie avec de l'or,

et dresse si bien ses batteries, qn'après dix minutes d'entretien, la liquoriste va chercher dans
sa chambre un sac contenant sept cent cinquante francs; au bout d'un quart d'heure la
femme Caron se retire; à peine est-elle partie,
madame Carlier, qui peut attester le fait puisqu'elle vit encore, compte son argent, il lui en
manquait la moitié; la careuse l'avait fascinée
à ce point, qu'en sa présence elle avait réelle-
ment vu double. Ce vol m'ayant été dénoncé,
au savoir-faire j'en reconnus l'auteur, qui fut ar-
rêtée, convaincue et condamnée.

Il n'est pas, je crois, de prestidigitateur qui
osât se comparer à la fameuse duchesse dont il
est parlé aux tomes premier et second de ces
mémoires; un jour, pendant qu'une boulangère
de la rue Martainville, à Rouen, vérifiait avec
elle une somme de deux mille francs qu'elle portait dans son tablier, elle lui en enleva à peu
près la moitié : la boulangère, sentant que son
fardeau s'allégeait, comprit qu'elle était volée;
elle allait faire arrêter la duchesse, mais celle-ci
ne lui laissa pas le temps de faire une esclandre.
« Comptez, madame, lui dit-elle, comptez vo-
» tre argent. » La boulangère compta, et il ne
manquait pas un écu. Les voleurs et voleuses à

la care, sont aussi fort habiles à effectuer des substitutions. Un bijoutier montre de l'or ou des pierreries, ils achètent une bagatelle, et laissent du chysocale ou du straz, en échange d'objets précieux.

La femme Caron, la Duchesse et une autre Bohémienne appelée la *Gaspard*, avaient imaginé un singulier moyen de voler les prêtres; vêtues d'habits de deuil (leur costume était à peu près celui de la veuve d'un riche fermier), elles allaient dans une église, et tâchaient de lier conversation avec une loueuse de chaises ou avec une allumeuse de cierges. On sait que ces serviteurs subalternes aiment beaucoup à causer; les prétendues veuves les questionnaient au sujet de la position financière de chacun des ecclésiastiques de la paroisse, et dès qu'un d'eux leur semblait *valoir le coup de fusil* (c'était leur expression), pour avoir accès chez lui, elles le chargeaient de dire des messes ou bien encore âmes timorées, elles lui soumettaient quelque cas de conscience, et lui témoignaient le désir d'accomplir de bonnes œuvres; elles avaient l'intention de faire des aumônes et priaient le prêtre de leur indiquer des malheureux dont elles pussent soulager la misère; le prêtre ne

manquait pas de signaler à leur charité quelques pauvres ménages qui méritaient d'être
secourus; aussitôt elles s'empressaient de visiter
les nécessiteux qui leur étaient désignés, et de
leur porter soit de l'argent, soit des vêtements.
« C'est à la recommandation de M. un tel,
» leur disaient-elles, que vous devez l'intérêt
» que nous prenons à votre position. » Et ces
paroissiens indigents couraient remercier M. un
tel, qui était enchanté de ses pénitentes. Il
était leur directeur, il connaissait leur for intérieur, elles n'avaient que des vertus, il leur
aurait donné le bon Dieu sans confession; mais
une fois établie, cette confiance qu'il avait en
leurs reliques lui coûtait cher: un matin ou un
soir, l'époque du jour n'y fait rien, l'ecclésias-
tique se trouvait dévalisé, et les pieuses femmes
ne reparaissaient plus. Elles détroussèrent ainsi
un prêtre de St.-Gervais, à qui elles enlevèrent
sa montre, une bourse pleine d'or, et divers
autres objets de prix; un prêtre de St.-Médard
fut également mis à contribution par ces Bohé-
miennes.... Quand elles avaient ainsi réduit le
serviteur de Dieu à un dénuement vraiment
apostolique, elles mettaient le comble à la scélératesse en volant les malheureux qu'elles

avaient assistés; elles allaient chez eux, les questionnaient sur leurs besoins, se faisaient ouvrir les armoires, les commodes, examinaient toutes les pièces de leur garde-robe, afin de voir celles qu'il était urgent de remplacer, et si durant cette opération elles apercevaient une montre, une timballe, des boucles, une chaîne, ou tout autre bijou de quelque valeur, elles s'en emparaient subtilement, et manifestaient bientôt la volonté de se retirer. « C'est bien, mes enfants, » leur disait alors la mère Caron, je sais à présent ce qui vous manque, je le sais mieux que vous; » et au même instant elle sortait en ayant soin, pour éviter une vérification trop immédiate, de se faire accompagner jusqu'au bas de l'escalier. Les gens que ces misérables rançonnaient avec cette atrocité étaient d'ordinaire ces pauvres honteux qui, au sein même de la plus affreuse détresse, ont conservé quelques débris de leur ancienne aisance.

Pendant que j'étais à la police, plus de soixante plaintes dans lesquelles on signalait des vols de ce genre furent portées contre la mère et la fille Caron : enfin je parvins à arrêter ces deux abominables créatures, qui sont encore dans les prisons. Les Bohémiens ne se bornent

pas à ces moyens de s'approprier le bien d'autrui ; souvent ils assassinent, et il leur répugne
d'autant moins de commettre un meurtre, qu'ils
ont un mode d'expiation par lequel ils sont affranchis de toute espèce de remords : afin de se
purifier, pendant un an ils portent une chemise
de grosse bure et s'abstiennent de *travailler*
(voler) ; ce laps de temps écoulé, ils se croient
blancs comme neige. En France la plupart des
gens de cette caste se disent catholiques et sont
en apparence fort dévots ; ils ont toujours sur
eux des chapelets et de petits crucifix ; ils récitent leurs prières matin et soir, et suivent les
offices régulièrement ; en Allemagne, ils exercent rarement d'autre profession que celles de
maquignons ou d'herboristes ; quelques-uns s'a-
donnent à la médecine, c'est-à-dire qu'ils se
prétendent possesseurs d'arcanes ou secrets pour
guérir. Nombre d'entre eux voyagent par
bandes ; les uns disent la bonne aventure, d'autres étament la vaisselle de cuivre, les four-
chettes de fer, ou raccommodent la faïence.
Malheur aux habitants des campagnes parcou-
rues par ces vagabonds ! il y aura infailliblement
une mortalité sur leurs bestiaux ; car les Bohémiens sont fort habiles à les tuer, sans laisser de
traces qui puissent faire accuser la malveillance. Ils

font périr les vaches en les piquant au cœur avec
une aiguille longue et très mince, de façon que le
sang s'extravasant intérieurement, on peut croire
que l'animal est mort de maladie ; ils asphyxient
la volaille avec du soufre ; ils savent qu'ensuite
on leur abandonnera les cadavres ; et tandis qu'on
imagine qu'ils ont du goût pour la charogne, ils
font grande chère et mangent de la viande dé=
licieuse ; quelquefois, quand ils ont besoin de
jambons, ils prennent un hareng salé et le font
flairer à un cochon qui, alléché par cette odeur,
les suivrait à la piste jusqu'au bout du monde.
Je ne m'étendrai pas davantage sur les mœurs
des Bohémiens, me bornant à renvoyer le lec=
teur curieux de faire plus ample connaissance
avec ces nomades, à l'intéressante histoire publiée
en Allemagne par le savant Grellmann ; [1] c'est
là que l'on peut se faire une idée exacte de ce
peuple, dont les individus ont été mis en scène
avec si peu de vérité par le premier romancier
de notre époque.

---

[1] *Histoire des Bohémiens*, ou Tableau des mœurs, usages et cou-
tumes de ce peuple nomade, suivie de recherches historiques sur leur
origine, leur langage et leur première apparition en Europe ; par
H. M. G. Grellmann; trad. de l'allemand sur la 2e édition... in-8°.
Paris, Chaumerot, libraire, au Palais-Royal.

CHAPITRE LXX.

LES ROULETIERS.

Le charretier obéissant. — Le voleur audacieux. — Le diadême de
la reine de Naples. — Les diamants et le bal de la rue Frépillon.
— Le préservatif.

LES rouletiers sont ceux qui volent les malles,
les vaches ou autres effets sur les voitures, quelles
qu'elles soient. La plupart des rouletiers sortent
de la classe ouvrière ; ils sont presque toujours
vêtus ou en commissionnaires ou en rouliers.
A une époque où ils étaient assez nombreux, ils
avaient leurs principales stations dans les quar=
tiers où les arrivages de voitures sont les
plus fréquents : la rue d'Enfer, les faubourgs

Saint-Honoré, Saint-Martin, Saint-Denis, les
boulevards, la place Louis XV, les rues des
Bourdonnais et des Lavandières, les rues Tire-
Chappe et Montorgueil étaient incessamment
parcourus par des rouletiers. Lorsque des vo=
leurs de cette espèce avaient jeté leur dévolu
sur un camion, ils le suivaient, et à la première
halte ils accomplissaient leur larcin : il est
peu de voitures qui ne leur aient payé une contribution. Les premiers qui excellèrent dans ce
genre, furent les *Fanfan Maison*, les frères
Servier, les *Jean*, les *Goupi*, les *Herriez*, les
Cadet, les *Nissel*, les *Dubois l'Insolent*, les
Roblot, les *Lafrance*, les *Ligny*, les *Doré*, tous
hommes aussi entreprenants qu'adroits. Chaises
de poste, berlines, guimbardes, diligences, pas
de voiture qui ne leur dût quelque chose :
ils faisaient leurs coups avec une audace in-
croyable. L'un accostait le roulier et le retenait
à la tête de ses chevaux, tandis que les autres
débachaient la voiture et faisaient tomber les
ballots.

Voici, à ce sujet, un trait que l'on m'a conté:
les frères Servier et deux autres rouletiers
étaient, à la tombée de la nuit, aux Champs-
Élysées; l'aîné ayant lié conversation avec un

charretier, tâchait de l'amuser, tandis que ses camarades étaient en œuvre : tout à coup le charretier, averti par un mouvement de la dos= sière que sa voiture charge un peu à cul, veut regarder ce qui occasionne ce mouvement : « Je » te défends de te retourner », lui dit Servier, et le charretier obéit.

On m'a assuré que, plusieurs fois, il est arrivé à Goupi de monter en plein jour dans les halles, sur une diligence, et d'en descendre des malles, comme à lui appartenant.

Un jour je suivais un rouletier fameux, c'était le nommé *Gosnet*; en arrivant dans la rue Saint-Denis il saute sur une voiture, s'affuble d'un manteau ainsi que d'un bonnet de côton qu'il trouve sous sa main, et dans cet attirail il descend avec une valise sous le bras ; il n'é= tait pas deux heures de l'après-midi; mais pour éloigner les soupçons, Gosnet, en mettant pied à terre, alla droit au conducteur, et, après lui avoir parlé, il s'esquiva au détour d'une rue; je l'y attendais, il fut arrêté et condamné.

Les rouletiers ne sont pas les gens les plus in= struits du monde : aussi dans leurs expéditions leur est-il parfois arrivé de s'emparer d'objets précieux dont ils ignoraient complétement la

valeur. L'un d'eux, que le vol d'une malle ap=
partenant à la reine de Naples avait rendu pos=
sesseur d'un diadême, en fit présent à une fille
avec laquelle il vivait. Il voulait ainsi épargner
l'argent d'un peigne à galeries qu'il lui avait
promis depuis long-temps. Faute de mieux, la
princesse ceignit l'ornement royal, et parut
coiffée de la sorte au bal de la rue Frépillon,
dans la cour Saint-Martin : c'était sans doute
la première fois qu'on y voyait des diamants.

Voulez-vous vous mettre à l'abri des entre=
prises des rouletiers ? N'attachez vos malles et
vos vaches ni avec des courroies ni avec des cordes,
mais avec des chaînes de fer que l'on ne puisse
forcer sans qu'une sonnette cachée ne donne
l'éveil : ce conseil s'adresse aux voyageurs. Voici
maintenant pour les rouliers : qu'ils aient de
bons chiens, les plus méchants sont les meil=
leurs, et que ces gardiens ne soient plus sous la
voiture, mais dessus. Que les camionneurs ne
soient seuls que quand ils ne peuvent faire au=
trement ; qu'ils renoncent surtout à la funeste
habitude d'entrer au cabaret ; offert et payé
par un ami, un canon sur le comptoir n'est
souvent qu'une trompeuse amorce : ce sont les
voleurs qui régalent.

Les blanchisseurs agiront sagement en faisant garder leurs voitures par une grande personne et non par des enfants qui dorment, ou qu'il est si facile de distraire : on leur montre un hanneton, et le hanneton comme le voleur, tout cela vole en même temps.

Les commissionnaires qui s'en retournent à vide, ne doivent jamais mettre leur argent dans des sacs placés les uns dans les autres, ainsi que cela se pratique de coutume; il est au contraire nécessaire qu'ils l'aient constamment en vue, sinon, tandis qu'ils cheminent pédestrement, on peut chercher, fouiller, trouver et décamper. Des voleurs ont eu la constance de faire plusieurs lieues dans une carriole, en attendant l'occasion de s'esquiver.

CHAPITRE LXXI.

LES TIREURS.

Le propriétaire de l'âne savant. — L'Anglais à la parade. — Les nonnes. — Les yeux au bout des doigts. — La chicane. — L'effronté filou. — Le brouillard et la répétition. — L'homme de la circonstance. — Efficacité de la peine de mort.

Les *Tireurs* portèrent d'abord le nom de *floueurs*, sous lequel nous signalerons une autre espèce de fripons à qui il convient beaucoup moins ; car, dans l'origine, *floueurs* signifiait, qui cherche la *floue*, c'est-à-dire l'affluence ou la foule.

Les *tireurs* ou voleurs à la tire, sont ceux qui dérobent dans les poches, les bourses, les mon=

tres, les tabatières ; etc., etc. Ils sont en général
bien couverts et ne portent jamais ni cannes, ni
gants ; car non-seulement ils ont besoin de toute
la liberté de leurs mains , mais encore de toute
la délicatesse de leur toucher. Ces messieurs,
dont on aurait tort de dire qu'ils ne font œuvre
de leurs dix doigts , sont ordinairement trois
ensemble et quelquefois quatre. C'est dans les co=
hues qu'ils font leurs affaires, aussi vont-ils dans
tuotes les réunions, fêtes, bals, concerts, dans
tous les spectacles , au moment de l'entrée ,
ainsi qu'à celui de la sortie ; leur poste de
prédilection est le bureau où l'on dépose les
cannes et parapluies, parce que là il y a toujours
affluence ; ils fréquentent également les églises,
mais seulement lorsque la solennité doit y attirer
un grand concours de fidèles ; ils sont à la piste
de tous les rassemblements , souvent même ils
les provoquent , soit par une rixe feinte, soit
par tout autre moyen. Il est des tireurs qui
sont associés avec des bateleurs. Le propriétaire
de l'âne savant, dont tout Paris a gardé la mé=
moire, était le compère d'une bande de filous ;
quand l'âne ruait , les tireurs n'avaient pas les
mains dans leurs poches. Les chanteurs des rues,
les escamoteurs , les nécromanciens en plein

21.

vent, ont presque tous des accointances avec
des coupeurs de bourses ; presque tous ont part
aux bénéfices de la tire. Dans Paris il ne se fait
presque pas d'attroupements, qu'il ne s'y trouve
des filous ; ces messieurs sont partout.

Un jour que, les deux mains engagées dans
son pantalon, un Anglais regardait défiler la
parade, un petit filou, nommé *Duluc,* lui coupe
le cordon de sa montre. Une minute après le
gentlmann s'aperçoit qu'il lui manque quelque
chose, il cherche sur le pavé, puis examine son
ruban, et bien qu'il fût aisé de s'apercevoir
qu'il avait été coupé, il se fouille, se tâte des
pieds à la tête ; enfin, étonné de ne pas trouver
ce qu'il a perdu : « *Goddem*, s'écrie-t-il, le
« diable il a pris mon breloque » ; et pendant
que par sa bonhomie il prêtait ainsi à rire aux
voisins, à quelques pas de là le filou avec un
de ses camarades, s'amusait à le contrefaire.

Rien de si facile que de reconnaître un filou ; il
ne peut pas rester en place, il faut perpétuelle-
ment qu'il aille et qu'il vienne ; cette mobilité
lui est nécessaire, parce qu'elle multiplie les
occasions de se trouver en face de quelqu'un, et
de s'assurer s'il y a du butin à faire. Lorsqu'un
filou s'approche d'une foule, il laisse aller ses

mains au hasard , mais de manière qu'elles
frappent où sur la poche , ou sur le gousset ,
afin de se faire une idée du contenu. S'il vaut
la peine qu'on se l'approprie, les deux compères,
que le filou nomme ses *nonnes* ou *nonneurs* , se
mettent chacun à leur poste, c'est-à-dire près
de la personne que l'on veut voler , ils la poussent et la serrent comme dans un étau, en s'efforçant de cacher la main de l'opérateur. Une
montre ou une bourse est – elle le résultat de
cette presse factice, à l'instant même elle passe
dans les mains d'un affidé, *le coqueur*, qui
s'éloigne le plus vite possible, mais sans affectation.

Une remarque bien essentielle à faire , c'est
qu'à l'issue d'un spectacle, d'une église, ou de
tout autre endroit public, les filous font mine de
vouloir rentrer , lorsque tout le monde se presse
pour sortir. Lecteurs , vous êtes avertis ; quand
vous verrez un ou plusieurs individus faisant
une pareille manœuvre, en regardant en l'air et
poussant vivement , soyez sur vos gardes. Ce
n'est ni sur la chaîne de sûreté, ni sur le bouton
de votre gousset qu'il faut vous reposer, ce ne
sont pas là des obstacles ; les filous sont , au
contraire, fort contents qu'on prenne des pré-

cautions de ce genre : elles font la sécurité du
messière (bourgeois) ; il a une chaîne, son
gousset est fermé, il ne craint rien, il ne songe
plus à veiller à sa montre, c'est un soin su=
perflu ; qu'en advient-il ? la chaîne est coupée,
le bouton saute, et la montre disparaît. Les filous
n'ont pas l'air d'y toucher, mais ils ont des yeux
au bout des doigts.

Cependant il est un moyen de réduire au
néant toute cette subtilité : étranglez, c'est-à-
dire tordez votre gousset de montre, un ou deux
tours suffiront ; après cela vous pourrez porter
un défi à tous ces filous qui excellent dans l'art
de faire la bourse, la montre et la tabatière.

Il existait à Paris un filou d'un dextérité si
inconcevable, qu'il volait sans compère. Il se
plaçait devant une personne, mettait sa main
derrière lui, et lui enlevait ainsi ou sa montre,
ou tout autre bijou à sa portée : ce genre de
vol est ce qu'on appelle le *vol à la chicane.*

Un nommé *Molin* dit *Moulin le chapelier,*
étant sous le péristyle des Français, veut esca=
moter la bourse d'un monsieur ; celui-ci, qui est
près du mur, croit sentir qu'on le vole ; Molin,
plein de présence d'esprit, brusque le mouve=
ment, la bourse est arrachée du gousset, il l'ou=

vre, en tire une pièce, et demande un billet. Au
même instant la personne volée lui dit : « Mais
» monsieur, vous avez pris ma bourse, rendez-
» la moi. — Troun dé Dious, répond Molin, en
» jouant l'étonnement, en êtes-vous bien sûr?
» Puis la considérant avec attention, bagasse!
» j'ai cru que c'était la mienne. Ah! monsieur,
» je vous demande bien pardon. » En même
temps il rend la bourse, et tous les assistants sont
persuadés qu'il s'est involontairement trompé.
Voilà du toupet, ou je ne m'y connais pas.

A l'époque du grand brouillard, Molin et le
nommé Dorlé s'étaient postés aux environs de
la place des Italiens : un vieillard vient à passer,
Dorlé lui vole sa montre et la remet à Molin;
l'obscurité était si grande, qu'on ne pouvait dis-
tinguer si c'était une répétition ; pour s'en assurer, Molin pousse la queue, le marteau frappe
incontinent sur le timbre, et au son qu'il produit, le vieillard de reconnaître son bijou, et
de s'écrier : « Ma montre! ma montre! rendez-
» moi ma montre, je vous en prie; elle vient
» de mon grand-père, c'est un cadeau de fa-
» mille; » et tout en proférant ses lamentations, il tâche de se diriger sur le son, afin de
ressaisir son objet; sans s'en douter, il arrive

tout près de Molin, alors celui-ci s'avance à la
faveur du brouillard, et tenant la montre à quel=
que distance de l'oreille du bonhomme, il pousse
de nouveau le bouton : « Écoute-la, dit-il,
» chanter pour la dernière fois ; » et les deux
voleurs disparurent en laissant au vieillard ce
cruel adieu.

Les anciens *voleurs à la tire* citent encore
parmi les célébrités de leur profession, deux
Italiens, les frères *Verdure*, dont l'aîné, convaincu
d'avoir fait partie d'une bande de chauffeurs,
fut condamné à mort. Le jour de l'exécution, le
cadet, qui était resté libre, voulut voir son frère
à sa sortie de la conciergerie : avec plusieurs de
ses camarades, il alla se poster sur son passage.
Lorsque les voleurs vont le soir dans la foule, ils
ont d'ordinaire un cri pour se faire reconnaître
de leurs affidés : Verdure jeune, apercevant la
fatale charrette, proféra le sien, c'était *lirge*,
à quoi le patient, en cherchant des yeux, ré=
pondit *lorge*. Ce singulier salut donné et rendu,
on imaginera peut-être que Verdure jeune se re=
tira ; en venant il avait déjà volé deux montres ;
il vit tomber la tête de son frère, et soit avant,
soit après, il voulut jusqu'au bout exploiter la
circonstance. La foule s'étant écoulée, il entra au

cabaret avec ses camarades. « Eh bien ! leur
» dit-il, en étalant sur la table quatre montres
» et une bourse, j'espère que j'ai joliment tiré
» mon épingle du jeu; je n'aurais jamais pensé
» faire un si bon *chopin* (coup) à la mort de
» *mon frangin* (frère); je suis seulement fâché
» d'une chose, c'est qu'il ne soit pas là pour avoir
» *son fade* (sa part). »

Que diront de ce trait les partisans de la péine
de mort? qu'elle est efficace? ils en ont la
preuve.

CHAPITRE LXXII.

LES FLOUEURS.

La trouvaille. — Une bonne bouteille de vin. — Le Saint-Jean.
— Le verre en fleurs. — Le trébuchet et la triomphe.

LES *floueurs*, qu'il faudrait plutôt appeler *joueurs*, vont ordinairement trois ou quatre de compagnie. L'un d'eux marche en avant, il a dans la main une pièce de vingt ou quarante sous, et quand il voit un homme dont la mise annonce un étranger ; la forme des habits, celle des bottes, du chapeau, la coupe des cheveux,

le teint plus ou moins hâlé, l'air curieux et em-
barrassé, sont des indices auxquels on reconnaît
facilement un provincial; quand, dis-je, le
floueur qui va en avant, a remarqué ces carac=
tères d'étrangeté, il laisse adroitement tomber
la pièce, puis se baissant, il la ramasse de façon
que le passant ne puisse faire autrement que de
l'apercevoir. « Monsieur, lui dit le filou en se
» relevant, ceci ne serait pas par hasard tombé
» de votre gousset ?

— » Non, monsieur, répond ordinairement
» l'étranger.

— » Ma foi, monsieur, reprend le filou, si
» c'était de plus de valeur, je vous en remettrais
» la moitié, mais pour une bagatelle sembla=
» ble, cela ne vaut pas la peine; si vous le per=
» mettez, je vous offrirai une bonne bouteille
» de vin. » Si l'étranger accepte, le filou porte
la main à sa cravate, ou bien encore il ôte son
chapeau, comme s'il saluait quelqu'un; à ce signal, que l'on nomme *le Saint-Jean*, les affidés
prennent le devant, et courent s'installer dans
un cabaret, où ils se mettent à jouer aux cartes.
Un instant après, l'individu qui est censé avoir
trouvé la pièce arrive avec l'étranger que l'on
se propose de duper; tous deux s'asseyent, mais

l'étranger est toujours placé de manière à pouvoir découvrir les cartes de l'un des joueurs : bientôt un coup préparé doit attirer son attention, le compère lui fait remarquer combien la personne a beau jeu ; des paris s'engagent pour et contre, l'étranger est amené à y prendre part ; que l'on le laisse faire, et il est certain d'avoir gagné sur table, il prend lui-même les cartes, et après avoir mis son argent entre les mains de celui avec qui il est venu, ce qui est très naturel, puisque celui-ci est son cointéressé, il joue ; mais par une fatalité inconcevable, il perd, et voilà les filous riant, buvant aux dépens du *sinve* (du simple), c'est le nom qu'ils donnent à la dupe. Le coup de cartes par lequel ces messieurs se concilient la fortune, est ce qu'on appelle le *verre en fleurs*.

Un nigaud qui s'était laissé entraîner de la sorte dans un cabaret, voit le coup : « Sacredieu » dit-il, s'il était permis de parier, je gagerais » 25 louis que je ferai le point ! » Le pari s'engage, on met au jeu, mais avant de jouer le coup, le *sinve* s'écrie : « Un moment, messieurs, » les bons comptes font les bons amis, » et en même temps tirant de sa poche un trébuchet, « Je désire, dit-il, voir si vos louis sont de bon

» aloi ; à l'égard des miens, j'en réponds : au
» surplus, comme vous ne les aurez pas, cela
» doit vous être indifférent. » Il pèse les louis
il manque treize grains sur la totalité; il exige
un appoint de trois francs, et quand la somme
est parfaite, il joue, perd et reste stupéfait; c'é-
tait à *la triomphe*, il avait le roi, la dame, le
neuf d'atout, et deux autres rois. Pour ne pas
être dupe, il ne suffit pas d'avoir un trébuchet,
il faut encore ne pas aller boire avec des inconnus ; et surtout ne jamais jouer avec eux.

Il n'est peut-être pas hors de propos de conseiller aussi aux étrangers qui viennent à Paris,
de se faire habiller de pied en cap dès leur arrivée, c'est pour eux le seul moyen de ne pas
être le point de mire de tous les fripons : dussent-
ils s'adresser à l'enseigne du *Ciseau volant*, qu'ils
se hâtent de faire appeler le tailleur, le bottier,
le chapelier, etc.

CHAPITRE LXXIII.

LES EMPORTEURS.

Les désorientés. — Les curiosités de Paris. — Les deux layettes. — L'officieux *cicerone*. — Le conseiller de l'université et le serpent à sonnette.

IL est dans Paris des individus que l'on voit du matin au soir sur la voie publique ; ce sont des promeneurs sans but déterminé ; cependant ils se tiennent habituellement dans les rues prin= cipales ; on les rencontre aussi très souvent dans les lieux de réunions publiques , tels que les Tuileries, le Palais-Royal, le Jardin des Plantes, celui du Luxembourg, le Louvre , le Carrousel ou la place Vendôme à l'heure de la parade, les galeries du Musée, enfin partout où il y a le plus grand nombre d'étrangers et de provinciaux.

Les flâneurs dont je parle sont toujours vêtus sinon avec élégance, du moins avec propreté; on les prendrait pour des négociants ou tout au moins pour des voyageurs du commerce. Ces messieurs sont associés par trois; l'un d'eux marche en avant, et s'il aperçoit un étranger, avec un peu de tact un étranger se reconnaît à la première vue, il l'accoste en le priant de lui indiquer une rue qu'il a soin de choisir dans les environs du quartier où il se trouve.

L'étranger ne manque pas de répondre qu'il n'est pas de Paris; alors le filou saisissant la balle au bond, lui dit: « Ni moi non plus, il y a même » fort long-temps que je ne suis venu dans la ca= » pitale et je suis tout désorienté par la multitude » des changements qui s'y sont opérés. » Arrivé au coin d'une rue, le désorienté en lit l'écriteau. « Ah! s'écrie-t-il, c'est ici telle rue! je me recon= » nais à présent. » Tout en cheminant à côté de l'étranger, il engage la conversation, la fait tom= ber sur ce qu'il y a de curieux à voir dans le mo= ment; tantôt c'est le Garde-Meuble, tantôt ce sont les appartements du roi; une autre fois ce

sont des tableaux ou des expériences intéres-
santes ; dans un temps c'était le costume du
sacre de Napoléon ; plus tard la layette du roi
de Rome ; plus tard encore celle du duc de Bordeaux ; c'étaient aussi les Osages ; la girafe,
l'ambassadeur d'Alger ; ce sont peut-être les
Chinois. Enfin que ce soit une chose ou une
autre, le flâneur va chercher un billet pour la
voir, et ce billet étant pour deux personnes, il
offre à l'étranger de l'y faire participer. C'est ou
un officier des gardes ou un employé du Château,
ou un personnage considérable quelconque, qui
lui a promis ce billet, et il doit le joindre dans
un café des environs où il lui a donné rendez-
vous ; il engage en conséquence l'étranger à y
venir avec lui ; si l'étranger consent à l'accom-
g er, à un signal convenu les deux affidés qui
formaient l'arrière-garde prennent les devants.
Le café n'est pas loin, l'étranger y arrive bientôt avec son conducteur : celui-ci s'approche
du comptoir, comme pour s'informer si la personne qu'il attend est venue, et tandis qu'il est
censé prendre ce renseignement, il invite l'é-
tranger à monter au billard ; l'instant d'après il
y monte aussi, et annonce que la personne ne
tardera pas à revenir. « En attendant, dit-il, je

demanderai la permission de vous offrir un petit verre; le petit verre est accepté, et l'on regarde jouer au billard. L'un des joueurs fait un raccroc, le *cicérone* le fait remarquer à l'étranger, la partie se continue, et des coups baroques se présentent à chaque instant. Le joueur qui doit gagner fait la bête; il se soucie, dit-il, de gagner comme de perdre, l'héritage de son oncle fera face à tout; d'ailleurs, quand il n'y en a plus, il y en a encore; et il débite ces propos en faisant sonner les écus qu'il a dans sa poche. Un coup singulier se présente, il s'engage un pari, le *cicerone* prend parti, il amène l'étranger à prendre parti avec lui, et si ce dernier a la faiblesse de mettre au jeu, son argent est flambé.

L'étranger ne se borne pas toujours à parier, quelquefois saisissant la queue, il veut se mesurer contre celui qui a l'air d'une mazette, il se pique de le gagner, et plus il s'en pique, plus il est certain d'être plumé; le prétendu maladroit fait tant de raccrocs, tant de raccrocs, qu'il sort victorieux de la lutte. Je connais des personnes qui, dans de tels assauts ont perdu jusqu'à trois ou quatre mille francs.

Un conseiller de l'université impériale, M. Salvage de Faverolles, presque octogénaire,

y perdit ses deux montres, une chaîne en or, cent
doubles Napoléons et de plus une somme de six
cents francs pour laquelle il souscrivit une lettre
de change; il n'avait pas joué, mais en l'intimi-
dant on lui avait fait accroire qu'il avait parié;
son *cicerone*, qui avait deviné en lui l'ancien
médecin et l'amateur d'histoire naturelle, lui avait
proposé de le faire assister à des expériences
entreprises dans le but de connaître quels sont
la nature et les effets du venin du serpent à sonnettes. « Eh bien! ce serpent, quand le verrons-
» nous? répétait sans cesse M. Salvage. Nous ne
» tarderons pas, répondait le *cicerone*, je ne suis
» pas moins impatient que vous de voir les
» sonnettes...; et par les sonnettes, il entendait
» l'argent du vieillard. »

Les filous qui le rançonnaient ainsi, ont reçu
le nom d'emporteurs au billard : à mon avéne-
ment à la police, le personnel de cette classe de
fripons se composait de vingt-cinq à trente
individus; aujourd'hui il s'est réduit des quatre
cinquièmes, et cette réduction, j'ose le dire, a été
opérée par moi. Ceux qui exercent encore ne
sont pas riches, les autres se sont dispersés à la
suite de détentions plus ou moins longues; avant
moi, les emporteurs au billard n'étaient punis

qu'administrativement, c'est-à-dire arbitrai-
rement; on les envoyait quelques mois à Bicêtre
et à leur sortie on les faisait conduire par la
gendarmerie dans leur département. Le premier,
je provoquai contre ces escrocs l'application de
l'article 405 du Code; on jugea que j'avais raison, et tous ceux pris en flagrant délit, furent
condamnés à deux ou trois ans de prison. Cette
sévérité, jointe à la divulgation des moyens de
leur industrie, a puissamment contribué à en
purger la capitale; les cinq ou six emporteurs
que l'on y voit encore, renonceront à ce genre
d'existence aussitôt qu'on le voudra..... Pourquoi ne le veut-on pas dès à présent? le chapitre
des considérations est là.

22.

CHAPITRE LXXIV.

LES EMPRUNTEURS

Le voyage en poste. — La valise de confiance. — L'exorde. — Les aristocrates. — Les lingots. — Superbe opération. — Qui trop embrasse mal étreint. — Le dépôt. — Le petit soldat et le fou de Cette. — Les brillants et les saphirs. — M. Fromager. — Les deux jumelles.

L'EMPRUNT, qui participe de l'escroquerie et du vol, est un des moyens les plus ingénieux de s'approprier le bien d'autrui. Jamais les emprunteurs ne firent de plus brillantes affaires que durant les troubles de notre révolution : c'était le beau temps de leur industrie, qu'ils exerçaient de la manière suivante :

Deux hommes d'un âge mûr voyageaient
en poste, emmenant avec eux un troisième
individu qui était censé leur domestique. Ces
messieurs avaient tous les dehors de l'opulence, une mise recherchée, des manières élé-
gantes, un langage approprié, et la politesse
des gens de cour. Impossible de ne pas les
prendre pour des personnages, et qui plus est,
pour des personnages riches, à en juger par la
dépense qu'ils faisaient. Jamais ils ne descen-
daient que dans les meilleures auberges ou dans
les hôtels les mieux famés ; ce qui leur importait
surtout, c'est que l'hôtellier fût un des matadors
du pays ; aussi savaient-ils toujours à l'avance
la situation de sa caisse, et s'il n'avait pas beaucoup d'argent, il fallait du moins qu'ils pussent
fonder leur espoir sur son crédit ; sous ce rapport les maîtres de poste leur convenaient à
merveille.

Arrivés au gîte qu'ils avaient choisi, les deux
voyageurs se faisaient donner la plus belle
chambre, et tandis que la maison retentissait
d'ordres lancés du haut de leur grandeur, le
prétendu domestique s'occupait de faire remiser
la voiture et de décharger les effets de ses maîtres. Rarement cette opération ne s'effectue pas

en présence du personnel de l'hôtellerie ; le bourgeois , la bourgeoise, les servantes , les garçons d'écurie, le cuisinier, et jusqu'aux marmitons, chacun est bien aise, en pareille occasion, de donner son coup d'œil : chacun a son petit brin de curiosité ; ces témoins obligés de tout débarquement , ne laissent pas échapper la moindre des circonstances favorables ou défavorables aux nouveaux venus. Ce sont eux qui aident au transport des malles afin d'en connaître le poids ; ils ne seraient pas fâchés d'assister à leur ouverture , et toute valise à laquelle il leur est interdit de toucher est pour eux le sujet d'une mortelle inquiétude ; ils la pèsent des yeux ; leur semble-t-elle lourde, la leur dérobe-t-on avec quelque apparence de mystère , alors le champ le plus vaste est ouvert aux conjectures ; les nouveaux venus sont des Crésus , ils traînent après eux des trésors. Confiance sans bornes , complaisances, petits soins, tout leur est prodigué ; pour eux on se mettrait en quatre ; la cave , la cuisine, l'écurie, la maison entière est en révolution.

Les voyageurs dont j'entreprends de décrire les habitudes, n'ignoraient pas combien peut valoir de considération une valise montrée et

remarquée à propos. Leur domestique, qui était
la cheville ouvrière de la mise en pratique de
leurs combinaisons, retirait péniblement de
la vache ou de l'impériale, une espèce de coffret dont l'exiguité contrastait avec l'énormité
de ses efforts pour le soulever. « Mâtin ! il ne
» contient pas de la plume », disaient les spectateurs.

—« Je crois bien », répondait la cheville ouvrière, puis se tournant vers l'hôte, l'hôtesse ou
quelqu'un des leurs, la cheville en alongeant
le cou, ajoutait d'un ton confidentiel, mais
toutefois de manière à être entendu de tout le
monde : « *C'est le mugot.* »

—« *Donnez donc, donnez donc* », répétaient
cinq ou six officieux.

—« *Attendez que l'on vous aide* », disait
l'hôte, en s'avançant de sa personne pour prendre une idée du fardeau ; et quand le coffret
était à terre, on procédait à l'examen de la fermeture, dont on admirait le travail. Chacun
faisait sa réflexion ; mais la plus intéressante à
recueillir était celle du patron : le domestique
de ces messieurs avait l'œil et l'oreille à tout,
et si, à cette époque, où les assignats consti-
tuaient seuls la fortune publique, le patron lais-

sait échapper un geste, un propos, un regard
qui trahît son amour pour le numéraire, le
regard, le geste, ou le propos donnaient la me=
sure de ce qu'on pouvait tenter.

Y avait-il apparence de succès, les voya=
geurs épiaient l'instant propice pour l'attaque.
Un soir, lorsqu'ils étaient certains de n'inspirer
que de la bienveillance, ils faisaient prier l'hôte,
sinon l'hôtesse, ou tous les deux ensemble, de
monter dans leur appartement : on s'empressait
de se rendre à l'invitation. Alors un des étran=
gers disait au domestique : « Comtois, ayez la
» bonté de nous laisser seuls » ; et dès que
Comtois était sorti, l'autre étranger portait la
parole : « Nous vivons dans un temps où la pro=
» bité est si rare, que l'on doit véritablement
» s'estimer trop heureux de rencontrer encore
» des honnêtes gens. En venant chez vous,
» c'est un bonheur que nous avons eu. La
» réputation méritée dont vous jouissez, nous
» est le garant que nous ne courons aucun ris=
» que en vous confiant un secret qui est pour
» nous de la plus haute importance. Vous savez
» avec quel acharnement on poursuit aujour=
» d'hui les nobles ; tout ce qui porte un nom
» est proscrit. Nous aussi avons été obligés de

» fuir notre pays pour nous dérober à la rage
» des révolutionnaires ; ils en voulaient à notre
» tête et à notre fortune , et bien nous en a
» pris de déguerpir; car , sans doute, à l'heure
» qu'il est, ce serait fait de nous. Enfin , Dieu
» soit loué ! nous voici provisoirement en lieu
» de sûreté , et avec de braves gens. »

Ceci était le préambule ou l'exorde. Après
l'avoir débité avec toute la solennité du malheur, le voyageur faisait une pause dans l'expec-
tative de quelques-unes de ces questions qui
marquent le degré d'intérêt que l'interrogateur
prend à la situation. L'épreuve était-elle satis-
faisante , il reprenait : « Vous n'ignorez pas
» que l'or et l'argent monnoyés ont disparu de
» la circulation, et que quiconque en a, le cache
» avec le plus grand soin , dans la crainte d'être
» arrêté et traité comme aristocrate. Nous pos-
» sédions des espèces d'or, pour cinquante mille
» francs ; une pareille somme est embarrassante;
» afin de la soustraire plus facilement aux re-
» cherches, nous l'avons fondue nous-mêmes,
» et en avons fait des lingots. A cette époque ,
» nous ne prévoyions pas que nous serions inces-
» samment contraints de nous exiler , de telle
» sorte qu'au moment d'un départ précipité, nous

» nous sommes presque trouvés au dépourvu.
» Jusqu'ici quelques louis d'une petite réserve
» que nous avions faite, nous ont suffi, mais
» nous ne sommes pas au terme de notre
» voyage; tant s'en faut, et qui sait combien
» de temps devra durer notre absence ! dans
» cette position, des fonds nous sont d'une in=
» dispensable nécessité, car on ne paie pas les
» postillons avec des lingots. Nous pourrions
» nous adresser à un orfèvre ; mais qui répon=
» drait qu'il ne nous dénoncera pas ? Cette
» crainte nous a déterminés à recourir à votre
» obligeance : vous pouvez nous rendre le ser-
» vice de nous prêter sur un ou deux lingots
» une somme de cinq à six mille francs. » (La
quotité énoncée dans la demande était toujours
proportionnée aux moyens pécuniaires de l'aubergiste.) « Il n'est pas besoin de dire, qu'en
» vous remboursant le capital, nous vous tien=
» drons compte de l'intérêt. Quant à l'époque
» de ce remboursement, vous la fixerez vous-
» même à votre convenance, et le délai expiré,
» si vous aviez besoin de faire usage des lin-
» gots, vous ne vous gêneriez pas. Un écrit de
» nous vous donnera à cet égard pleine et
» entière liberté. »

La botte portée, l'aubergiste était encore dans l'incertitude sur la réponse qu'il ferait ; mais bientôt les lingots étaient extraits du petit coffre, et on les étalait à ses regards ; le plus léger de tous était au moins de la valeur de la somme que l'on désirait emprunter, et au lieu d'un on en offrait deux : la garantie était double du prêt ; on ne pouvait placer son argent avec plus de sécurité, et puis la chance de s'approprier le gage, en cas de non-paiement, n'était pas une mince considération. Il n'était donc pas extraordinaire que l'aubergiste consentît à faire une opération qui présentait de si brillants avantages. Cependant il pouvait se faire qu'il refusât ; alors, comme on ne doutait nullement de sa bonne volonté, on le priait de trouver dans l'endroit quelque richard qui voulût bien délier les cordons de sa bourse ; plutôt que de recourir à un orfèvre, on était déterminé à tous les sacrifices.

C'était là une tournure délicate pour proposer un intérêt exorbitamment usuraire ; l'aubergiste ne tardait pas à déterrer parmi ses connaissances, un capitaliste obligeant. Le marché se concluait ; mais, avant de recevoir les écus, les voyageurs, fidèles à leur système de délicatesse,

demandaient que le titre de l'or fût vérifié.
« C'est autant pour vous que pour nous, disaient-
» ils au prêteur ; comme nous avons fondu
» des louis, des ducats, des sequins, des qua-
» druples, enfin toute espèce de monnaies, nous
» sommes bien aises, pour votre sûreté comme
» pour la nôtre, de savoir à quoi nous en te-
» nir. » Souvent le prêteur voulait s'en rapporter à la probité de ces messieurs, ils insistaient ;
mais comment arriver à la vérification sans
éveiller les soupçons du bijoutier à qui l'on s'a-
dresserait ? Chacun émettait son avis ; cependant,
à tout ce qu'on imaginait, il y avait toujours
un inconvénient. Décidément la sagacité de
l'assemblée allait se trouver en défaut ; tout à
coup un des filous est inspiré : « Ah ! parbleu,
» messieurs, s'écrie-t-il, c'est le pont aux ânes ;
» il n'est rien de si aisé que de ne pas mettre le
» bijoutier dans la confidence ; scions un des
» lingots, le premier venu, et nous ferons es-
» sayer la limaille. » L'expédient jugé excellent,
obtenait l'assentiment général, et aussitôt le
prêteur de scier le lingot, dont les précieuses
parcelles étaient recueillies dans un papier laissé
à dessein sur la table. L'opération terminée, les
emprunteurs enveloppaient la limaille ; c'était

l'instant décisif, ils formaient effectivement un paquet; mais, pendant ces mouvements, au papier dans lequel était tombée de la limaille de cuivre, ils en substituaient un autre exactement semblable, qui contenait de la limaille d'or à vingt-deux karats. Celui-là, le prêteur allait le présenter à l'essai, aussi revenait-il bientôt, avec le visage épanoui et en se frottant les mains, comme un homme qui est content de sa journée : « Messieurs, disait-il en entrant, c'est du » premier titre, ainsi c'est une affaire arrangée; » je vais vous compter les espèces, et vous au= » rez la bonté de me déposer les lingots. -- » Rien de plus juste; mais, comme dans ce » monde on ne sait ni qui meurt ni qui vit, » pour éviter toute contestation, nous pensons » qu'il serait convenable de les enfermer dans » cette boîte (une boîte est toujours prête), sur » laquelle, de part et d'autre, chacun de nous » apposera son cachet; et puis ce sera plus com= » mode pour nous, dans le cas où nous ne la » retirerions pas nous-mêmes; en échange d'un » petit récépissé que vous allez avoir la bonté » de nous faire, vous remettez la boîte, la per= » sonne l'emporte, et tout est dit; elle ignore de » quoi il s'agit. » Le récépissé ainsi conçu: « Je

» déclare avoir entre mes mains une boîte, que
» je rendrai, sur la présentation de ce billet, à
» la personne qui me payera la somme de.....»
corroborait cette précaution si essentielle de
l'apposition des sceaux, qui devenait la garantie
qu'on n'examinerait pas les lingots. De la sorte,
ces filous avaient le temps de gagner une autre
contrée, où, à la faveur de l'incognito, ils re-
commençaient leurs manœuvres, qu'ils variaient
suivant les lieux et les circonstances.

L'industrie des emprunteurs n'a point péri
avec les assignats : seulement pour atteindre le
même but, elle s'est ingéré de nouveaux
moyens. On en verra la preuve dans le fait suivant : deux voleurs de cette catégorie, FRANÇOIS
MOTELET, dit *le Petit Soldat*, et un Italien, FÉ-
LICE CAROLINA, dit *le Fou de Cette*, avaient fait
fabriquer, pour le prix de trente-cinq mille francs,
une parure en brillants et saphirs. Munis de
l'objet et de la facture, ils se rendent à Bruxelles, où ils connaissaient un ancien orfèvre retiré
du commerce, le sieur TIMBERMAN, qui avait la
réputation de prêter sur gage. Ils vont le trouver
à son domicile, place des Sablons, et lui demandent à emprunter vingt mille francs sur la
parure ; Timberman en considère attentivement

les pierreries, et quand il n'a plus de doute sur leur valeur, il déclare qu'il donnera dix-huit mille francs, et rien de plus. Les emprunteurs acceptent, et le nantissement est sur-le-champ placé dans une boîte, sur laquelle chacun appose son cachet. Les dix-huit mille francs comptés, déduction faite de l'intérêt que le prêteur a retenu par anticipation, le Petit Soldat et l'Italien reprennent la route de Paris. Deux mois après, ils font un second voyage à Bruxelles. L'époque fixée pour le remboursement étant venue, ils l'effectuent avec ponctualité; et Timberman est si enchanté de leur exactitude, qu'en leur remettant la parure, dont il se sépare pourtant à regret, il ne manque pas de leur faire des offres de service. Ces offres furent bien accueillies, et on lui promit qu'au besoin on lui donnerait toujours la préférence. Or, on va voir qu'en faisant cette promesse, messieurs les emprunteurs étaient bien résolus à ne pas s'adresser à un autre qu'à lui, bien que, suivant son usage, il les eût passablement rançonnés.

A Paris, il est un bijoutier qui, depuis quarante ans, a le privilége exclusif de fournir de joyaux les rois, reines, princes, princesses, qui ont brillé sur les différents théâtres de l'Eu=

rope ; de toutes parts, dans ses magasins res=
plendissent le diamant, l'émeraude, le saphir,
le rubis; Golconde enserre moins de trésors;
mais tout ceci n'est qu'illusion pure; à la magie
de cet éclat, il manque l'idéal de la valeur réelle,
et tous ces feux d'une lumière si riche des en=
chantements de la couleur, ne sont que les
produits stériles d'une réflexion trompeuse :
n'importe, au premier aspect, rien ne ressemble
tant à la vérité que le mensonge, et le proprié=
taire de ces merveilles, M. Fromager, est si ha=
bile dans ses imitations, qu'à moins d'être ce
qu'on appelle un fin connaisseur, on n'y voit que
du feu. L'*Italien* et le *Petit Soldat* n'avaient pas
été plutôt possesseurs de la parure de 35,ooo fr.,
que, justes appréciateurs des talents de M. Fro=
mager, ils étaient allés lui en commander *le du=
plicata*. Le modèle sous les yeux, le bijoutier
en faux s'était mis à l'ouvrage, et avait exécuté
un petit chef-d'œuvre ; en confrontant les deux
parures, impossible de ne pas les prendre pour
les deux sœurs ; ce n'était pas simplement un air
de famille qu'il avait réussi à leur donner, on au=
rait dit deux jumelles ravissantes de similitude ;
enfin elles étaient faites pour se servir récipro=
quement de Sosie, voire même en la présence d'un

lapidaire, qui ne se fût pas avisé d'y regarder de
trop près. Le Petit Soldat et son ami l'Italien
n'étaient pas fâchés de savoir si M. Timberman
ne s'y tromperait pas ; ils partirent de nouveau
pour Bruxelles, et engagèrent encore une fois
la sœur aînée pour la même somme qu'auparavant. Dix jours après, le Petit Soldat se présente
chez l'usurier, et lui annonce qu'il vient chercher la parure ; il compte son argent, et la boîte
où sont renfermés les joyaux lui est remise ; après,
avoir brisé les cordons et les cachets, il l'ouvre,
comme pour s'assurer de l'identité du nantissement ; mais tandis que le juif est occupé de vérifier les espèces, à la boîte qui contient la sœur
aînée, il en substitue une toute semblable qui
contient la sœur cadette, et il laisse celle-ci sur
le bureau, tandis que l'autre, par un mouvement subtil de la main, est imperceptiblement
glissée au fond d'une poche de côté, pratiquée
dans la doublure d'un ample manteau. Le Petit
Soldat va se retirer, et déjà il se dispose à prendre congé de M. Timberman ; l'Italien entre,
le visage effaré : « Ah ! mon cher, dit-il, en
» abordant son ami, quelle fâcheuse nouvelle je
» viens t'apprendre ! les deux traites que tu as
» envoyées à M. Champou de Gand, n'ont pas

» été payées ; on en exige le remboursement ;
» tu sais qu'elles se montent à 7,000 francs.

— » Quel malheur !

— » Eh ! mon Dieu, il n'y a moyen d'y pa-
» rer qu'en laissant la parure entre les mains
» de Monsieur ; nous viendrons la prendre une
» autre fois.

— » A votre aise, mes enfants, dit Timber-
» man; parlez avant que j'aie ouvert ma caisse;
» que garderai-je, les écus ou les bijoux?

» — Les bijoux, répond le Petit Soldat. »

Incontinent la boîte est ficelée et cachetée,
et les deux escrocs se retirent emportant les
18,000 francs.

A quelques mois de là, M. Timberman, las
d'attendre les emprunteurs, qui ne revenaient
plus, eut l'idée de briser les scellés. Hélas ! les
brillants et les saphirs s'étaient évanouis; ce n'é-
tait plus que du straz, l'or avait été remplacé par
du cuivre, mais le travail en était admirable.

En général les joailliers, bijoutiers, marchands de diamants, etc., ne sauraient trop se
mettre en garde contre la sœur cadette; j'en connais plus de quatre qui ont été volés, à peu de
chose près, de la même manière que l'usurier
brabançon. Les filous, dont l'imagination est

féconde, inventent aujourd'hui une ruse, et demain une autre. Un tour qui leur réussit presque toujours est celui-ci : ils entrent dans une boutique pour acheter des objets de prix ; leur choix est bientôt fait ; ils s'arrêtent à ce qui est de sûre défaite, et en quatre paroles le marché est conclu : malheureusement ils n'ont sur eux qu'une partie de la somme nécessaire, ils reviendront ; mais comme ils tiennent à leur emplette, pour être certains qu'on ne la leur changera pas, ils demandent qu'on la mette dans une boîte, qui sera ficelée et revêtue de leur cachet. Le marchand, ébloui par des arrhes considérables, adhère à la proposition, et oublie de surveiller les doigts : qu'en résulte-t-il ? que l'on ficèle et cachète une substitution, tandis que la boîte où est la marchandise descend dans la poche d'un amateur, qui reviendra à Pâques ou à la Trinité. La Trinité se passe, le marchand garde les arrhes, et perd 90 pour 100 ; alors il se souvient que le jour où il avait fait cette superbe affaire était un samedi, et qu'il n'avait pas étrenné de la semaine.

Depuis que nos voisins d'outre mer ont pris en amour le climat de notre France, elle est incessamment parcourue dans tous les sens par une multitude d'originaux qui croient échapper

23.

au spleen, en fuyant les brouillards de la Tamise. Ces milords, si chargés d'ennuis, sont
bienvenus dans toutes les auberges, parce qu'on
les suppose aussi chargés de guinées. Ils sont
bizarres, fantasques, capricieux, bourrus et
tout-à-fait difficiles à servir. N'importe ; on n'a
pas l'air de s'en apercevoir ; loin de là, l'on
s'empresse, l'on vole au-devant de leurs désirs,
et, plus ils sont inconcevables, mystérieux, ab-
surdes enfin, plus l'on s'efforce de les deviner et
de leur plaire. Les guinées ! les guinées ! comme
cela sourit à un aubergiste ! combien elles peuvent commander de complaisances à tous les
hôteliers du monde ! L'accueil qu'ils font aux
personnages les plus baroques, lorsqu'ils sont
bien annoncés, devait nécessairement être l'objet d'une remarque de la part de messieurs les
filous, qui sont naturellement observateurs, et
savent mettre à profit toutes leurs observations.
Peut-être ne sera-t-il pas sans intérêt pour le
lecteur, d'apprendre quel parti ces bénéficiaires
de la crédulité humaine savent tirer d'une
feinte originalité.

Que l'on se figure donc un gentleman, et son
domestique français ou italien, qu'il appelle
John, avec ce ton à la fois sombre, bref et sec

de l'impériosité d'un maître qui allie des habitudes despotiques à un dégoût bien prononcé de
la vie. Le gentleman descend de sa chaise de
poste. Le chef affublé de son bonnet noir soigneusement descendu jusqu'au-dessous des
oreilles, il paraît souffrant, morose, à peine
fait-il quelques signes ; il traverse les cours sans
rien voir ; dans son incurie générale, il ne s'a-
perçoit pas même que le long fourreau d'alpaga
dans lequel il est enveloppé, balaie le pavé, et
que les servantes, placées sur son passage, ont
de friands minois. Tout lui est indifférent, in-
commode, insupportable ; il ne se retourne
qu'une seule fois, c'est pour s'assurer que John
le suit avec le flacon de *Soda Water*, et le précieux nécessaire de santé, c'est-à-dire la *new
London portative apothicary*, sans laquelle tout
homme comme il faut, s'il n'est bourreau de
sa personne, ne saurait parcourir une distance
de quatre milles. Cet attirail est déjà quelque
peu singulier ; mais ajouté au costume, aux manières, et à bon nombre d'autres circonstances,
il tourne promptement au grotesque ; et trois
heures ne se sont pas écoulées depuis l'arrivée
du gentleman, que dans toute l'auberge on le
regarde comme un plaisant personnage. « Qu'a-

» t-il donc, votre maître? dit alors l'hôtelier à
» John, c'est un drôle d'Ostrogoth? il est plus
» triste que la Passion, ne dit rien, et souffle
» comme un bœuf. Ma foi, j'ai déjà vu bien des
» Anglais, il ne nous en est pas encore venu de
» si exigeant.... Savez-vous qu'il faudrait tou=
» jours être après lui?... Vous voulez et vous
» ne voulez pas; vous commandez et vous dé=
» commandez... Est-il malade ou fou?

— » Ne m'en parlez pas, répond John, qui
» est bavard comme on ne l'est pas; monsieur,
» tel que vous le voyez, est bien la meilleure
» pâte du monde, mais il faut savoir le prendre :
» voilà quatre ans que nous voyageons ensem=
» ble; il n'avait jamais pu garder personne;
» eh bien! moi, je m'y tiens, et, ma foi! je n'en
» suis pas fâché, à présent que je suis fait à lui.

— » Ah! vous voyagez depuis quatre ans;...
» et où diable allez-vous comme cela?

— » Où nous allons? demandez-lui où nous
» allons,... il n'en sait rien lui-même : nous
» nous promenons : aujourd'hui ici, demain
» ailleurs... Il dit qu'il cherche à se fixer, et
» nous courons toujours.

— » A ce train-là, il doit lui en coûter?

— » Oh oui! je ne désirerais pour toute for=

» tune que les pour-boire que j'ai donnés aux
» postillons.

— » Il est donc riche ?

— » S'il est riche ? il ne connaît pas son avoir...
» Je ne me souviens déjà plus combien il a de
» mille livres sterlings à dépenser par jour.

— » Diable ! Vous devriez l'engager à rester
» ici, le pays est charmant ; d'abord, il y verra
» de bonnes gens ; ensuite, on n'y manque de
» rien : des bois pour aller à la chasse ; si l'on
» aime la pêche, une rivière des plus poisson=
» neuses ; des prés, des champs, des vignes,
» des vergers ; la comédie toute l'année ; nous
» avons une salle de spectacle, d'excellents ac=
» teurs, une société des mieux composées ; M. le
» maréchal **** a son château dans les environs ;
» madame la comtesse de *** a le sien tout près
» de là ; le duc de ** est dans l'usage d'y venir
» passer la belle saison ; et puis le marquis
» de ***, le général ***, le chevalier ***, sans
» compter M. le maire et madame l'adjoint, où
» il y a réunion deux fois la semaine... Oh ! il
» y a ici beaucoup de distractions... Le cercle
» littéraire, où l'on discute et lit tous les jour=
» naux ; la société d'agriculture et d'émulation,
» qui s'honore de posséder dans son sein les

» savants les plus respectables du pays ;... des
» promenades magnifiques, un comité de la
» vaccine ; l'une des plus belles églises du
» royaume, des concerts et des bals superbes
» en hiver ; un Tivoli et des sérénades en été ;
» une messe en musique toute l'année, et aux
» grandes fêtes, des processions dans lesquelles
» on ne peut se lasser d'admirer la fraîcheur de
» nos jeunes filles... En voilà de l'agrément,
» j'espère.... Nous avons encore des casernes
» superbes, il y tient plus de deux mille hommes
» de cavalerie ; des fourrages d'excellente qua=
» lité ; des cafés brillants, d'adorables limona=
» dières, et des billards comme à Paris. Pour
» un amateur, pour quelqu'un enfin qui aime
» à pousser la queue, je vous assure que ce
» n'est pas à dédaigner. Nous avons des joueurs
» de première force... J'oubliais de vous dire
» que messieurs les officiers de la garnison sont
» les plus aimables cavaliers qui se puissent
» voir... Depuis quatre ans que vous voyagez,
» avez-vous rencontré beaucoup de villes comme
» celle-là ?... Ajoutez qu'elle est le chef-lieu du
» département, et que nous avons tout sous la
» main ; la préfecture, le tribunal de première
» instance, la justice de paix, la cour d'assises,

» les exécutions, l'évêché, le collége, l'ensei=
» gnement mutuel, l'école des industriels, les
» élections, un hôpital comme il y en a peu, des
» capucins, des pénitents, des jésuites, une
» foire de quinze jours, et mille autres amuse=
» ments de ce genre, dont il serait trop long
» de vous faire le détail.

— » Le tableau que vous me tracez est
» des plus séduisants, et si monsieur était un
» homme comme un autre, je ne doute pas
» qu'il ne lui convînt de faire ici un petit sé=
» jour. Mais, voyez-vous, monsieur se plaint
» sans cesse de sa santé.

— » Si ce n'est que cela, nos médecins sui=
» vent la méthode de Broussais, et nous avons
» des sangsues délicieuses.

— » Des sangsues délicieuses! Oui, mais
» l'air; ah! c'est surtout à l'air, que monsieur
» tient.

— » L'air est excellent: jamais de maladie.

— » Je croyais que vous aviez un hôpital.

— Oui, pour les pauvres... Autrement nous
» ne mourons pas, à moins qu'on ne nous tue.

— » Vos médecins suivent la méthode de
» Broussais... Les sangsues sont délicieuses;
» l'air est excellent... Présentement passons au

» chapitre de l'eau : oh! l'eau, l'eau, c'est le
» Dieu de monsieur.

— » Par exemple, je défie qu'on en boive
» de plus pure.

— » Et le vin?

— » Il est exquis.

— » Vous avez des œufs frais?

— » Nous avons les poules sous la main.

— » Du lait, du beurre?

— » Dieu merci, en abondance et de pre-
» mière qualité.

— » Le rosbiff, le biffteck, seraient-ils
» aussi, par hasard, des produits de la con-
» trée ?

— » Nos bœufs sont énormes.

— » Vraiment! votre pays est un petit pa-
» radis terrestre... Vous me donnez l'envie d'y
» rester : ah! si monsieur pouvait partager mon
» enthousiasme !... Mais il ne faut pas y songer.
» Tout l'embête, tout le fatigue, tout l'excède.
» Nous avons fait ensemble les quatre coins du
» globe, l'Europe, l'Asie, l'Afrique, l'Amé-
» rique; pas de site pittoresque, de montagne,
» de torrent, de lac, d'abîme, de volcan, de
» cascade que nous n'ayons visité; pas une
» horreur de la belle nature qui n'ait eu le

» privilége de nous attirer ; il arrivait, con=
» templait, bâillait et repartait : *A une autre*,
» *John*, me disait-il ; et nous filions. »

Après cette conversation, John va s'enquérir
si son maître n'a pas besoin de lui. Aussitôt il
se répand dans tout l'hôtel que le voyageur est
un milord, qu'il possède une richesse incalcu-
lable, mais que c'est un personnage des plus
étranges. L'hôte ne serait pas fâché néanmoins
de l'avoir pour son pensionnaire ; il fait la leçon
à tout son monde ; l'hôtesse aura constamment
le sourire sur les lèvres et la vénération sur la
langue. Un redoublement général de complaisance est prescrit ; on ne doit plus avoir d'oreilles
et de jambes que pour milord. Cette consigne
donnée, John ne tarde pas à descendre. « Je
» crois, dit-il, que nous ferons demain une
» petite promenade dans les environs ; monsieur
» m'a recommandé de l'éveiller de bonne heure,
» il est moins triste que de coutume ; si son
» humeur noire allait se dissiper ! mais non,
» c'est une lubie, dans cinq minutes peut-être
» il aura changé d'idée ; avec lui on ne peut
» jamais compter sur rien. »

Le soir, milord se fait servir pour son souper
deux œufs frais et un verre d'eau ; le lendemain,

il déjeune avec un verre d'eau et deux œufs
frais. Il est sobre et petit mangeur audelà de
toute expression ; mais milord est au régime.
Quant à John , c'est une autre affaire , il avale
les tranches de gigot et vide les bouteilles avec
une merveilleuse rapidité. Le repas terminé, on
sort pour l'excursion projetée la veille , et l'on
ne rentre qu'après le coucher du soleil. Milord,
par extraordinaire , salue l'hôtesse , il paraît
moins atrabilaire que le matin ; il prononce deux
ou trois mots de compliment avec une affabi-
lité surprenante : c'est l'ours qui commence à
s'humaniser ; quelques rides de son front se sont
effacées ; le bonnet noir n'est plus aussi complétement abaissé sur ses yeux. Heureux effet,
influence incontestable d'une ravissante localité
sur les hypocondres de milord ! John ne peut
revenir d'un changement si subit ; mais ce ne
sont là que de faibles indices d'une amélioration qui va se révéler par des symptômes plus
étonnants encore. Milord demande du rosbiff,
accompagné d'une demi-douzaine de plats de la
cuisine française ; il déguste les plus fins échan=
tillons de la cave, met du rum sur du café,
du thé sur du rum , du rum sur du thé , se
couche et s'endort. John est dans la joie la plus

expansive ; ou son maître est sauvé, ou il mourra bientôt ; en dévorant les restes d'un splendide repas, il crie au miracle, et chacun, dans l'espoir de conserver un hôte comme milord, s'associe à l'allégresse de son servi= teur.

Milord s'éveille, il a passé une nuit des plus confortables ; depuis long-temps il n'avait goûté à ce degré les douceurs du repos. Dans l'ivresse du bien-être dont il jouit, il fait appeler l'au= bergiste, John descend l'escalier quatre à quatre. « Ou je me trompe, ou il y a du nouveau ; mon= » sieur est tout guilleret aujourd'hui ; jamais je » ne l'ai vu comme ça. John, m'a-t-il dit, nous » ne partons plus. Faîtes-moi l'amitié pour prier » monsieur l'auberge qu'il monte tout de suite. » Peut-être milord va-t-il s'installer chez vous. » Je vous assure que vous n'y perdriez pas.

— » Vous pensez ?

— » Ce serait une bonne fortune pour vous ; » je ne sais ce qu'il vous veut, mais quel= » que arrangement qu'il vous propose, si j'ai un » conseil à vous donner, acceptez ; l'essentiel » est de ne pas le contredire. Voyez-vous ces » anglais, ça vous a quelquefois des idées.... » Mais milord est généreux, et quand il s'est

» arrêté quelque part, je vous réponds que l'on
» s'en sent.

— » C'est bon; on se tiendra pour averti;
» merci M. John. »

L'aubergiste se rend aussitôt au commande=
ment de milord à qui il se présente dans une
aimable attitude de respect, c'est-à-dire, le visage presque riant, les bras tombant le long de la
couture de la culotte et la tête découverte. « Milord désire me parler? — Ies, ies, prénez oun
» brancard, monsieur l'hôte. » L'hôte ne comprend pas, mais John arrive. « Sa seigneurie,
» dit-il, vous invite à vous asseoir, prenez un
» fauteuil. — Ies, ies un fauteuil, reprend l'il=
» lustre étranger; puis il poursuit, ché volé
» avec vo condichonner, un rangement, por
» doge mo-a de confortachèn, et ché volé vo
» tote suite donner à mo-a soloucheine so
» l'argent qué vo avez nécessaire, por faire
» manché, cuché, loché, chauffé, planchir,
» d'apord quatre chevals à mo-a, disse dogues
» por lé chasse du fox, quatre John encore,
» ma carosse et mon seignorie. » L'aubergiste
ne sait trop que répondre, mais John qui voit
son embarras se fait le trucheman de son maître. « Monsieur vous demande combien lui

» coûterait chez vous un an de nourriture et de
» logement pour sa seigneurie d'abord ; ensuite
» pour cinq domestiques, quatre chevaux et des
» chiens avec lesquels il se propose de chasser
» le renard.

— » Cela exige réflexion.

— » Réflechèn, né pas réflechèn, parlez
» incontinent.

— » Eh bien! quinze mille francs, c'est-il
» trop?

— » Quinze mille francs....., ah ! prâve
» homme..., lé probité à vo, il mérite dévan=
» teiche et lé probité à mo-a il commande avec
» l'estime de vo, éne gratificachein relatife à
» mon pienfeillience; nos autres habitants de
» la Grand-Britanie, nos avons continoual-
» lement oune calcoulachen de tête et oune
» calcoulachen de l'ame. Le calcoulachen de
» tête, il est l'économy, le calcoulachen de
» l'ame, lé libérality ; vo avez entendement,
» mossio l'hôte? l'économy il dit quinze; lé
» libérality, il dit vingt avec cinq encore,
» vingt-cinq.

— » Vous êtes trop bon, milord.

— » Non pas bonty, lé résideince à votre
» auperche, elle était bocop réjoïssante por ein

» anclaise ; matame à vo charmante ein vérity,

» petite l'enfant à matame, intéressante family ;

» bocop espiègle , ché lé aimais bocop ; ah !...

» mo-a aussi petite l'espiègle dans mon jonesse,

» vo riez mossio l'auperche.., Ah! vo michante!

» né pas rire.

    — » Milord, je ne me le permettrais pas.

    — » Vo avez encore des femmes de chambre

» dont lé acacery, les oill black et lé pomme roge

» de figoure et les gros mamelles me plaissent

» véridiquement. Votre département il mé a en=

» chanté ; cholis collines, cholis côteaux, cholis

» poccages, cholis rifages, cholis qui coule,

» cholis sorces, lé eau était oune bonne potache,

» vo avez en vo city oun siéty dé hytrophiles.

    — » Je ne pense pas milord, qu'il y ait des

» hiéroglyphes dans le pays..

    — » Ah! dommaiche, dommaiche! vo fran=

» çaisse pas connaître richesse de son contry..,

» dans lé Ancleterre, les hytrophiles il était lé

» piveurs de l'eau... ; mo-a président soupérior

» de siéty des hytrophiles..., ché vol faire vo

» hytrophile.

    — » Milord, je ne mérite pas tant d'honneur

» de la part de votre seigneuric.

    — » Partonnez partonnez vo bon hytro=

» phile, John rappelez à mo-a por faire hytro-
» phile mossio; savez-vo, mossio l'auperche que
» vo avez oun soleil tot-à-fait à mon fantasie,
» oune molt plaisante naturaliti de situachen sor
» la terre, oun zéphir très appétissante por lé di=
» gérement, avec dans le haut oune perpétoualle
» agréabiliti dé perspective dé séchour dé pien
» horeux? por tote ces ravissemente qui guéri=
» rai à mo-a mon mélancoli, ché donne à vo
» vingt - cinque mille francs; répondez, vo
» prénez vingt-cinque mille francs?

— » Votre générosité, milord, va beaucoup
» au-delà de mes prétentions.

— » Ah! vo acceptez.

— » Je ferai tous mes efforts pour que vous
» soyez content.

— » Vo volez faire contente mo-a? ah!...
» John donnez mon trésory dé voyage. »

John tire du secrétaire un énorme sac et le
remet à son maître, qui y prend à poignée des
pièces d'or qu'il range par cent francs sur la
table, lorsque quinze piles sont formées, mi=
lord rend le sac à John, et lui demande un
bonnet de coton. C'est l'approche du dénoue=
ment que signale un dernier trait d'originalité.
Certainement l'aubergiste ne demande pas mieux

que d'avoir chez lui un pensionnaire qui paie aussi généreusement que milord; cependant celui-ci exige non-seulement que le pacte en vertu duquel lui et les siens devront être hébergés pendant un an, soit écrit, mais encore il veut qu'un dédit en garantisse l'exécution.

— « Vo avez oune armoire? dit-il à l'auber-
» giste.

— » Oui milord.

— » Ah vo avez oune armoire! mo-a ché le
» casquette de la coton, ché metté dans lé in-
» terne de loui mille et encore cinque cent fran-
» que, vo por egality dans la même interne,
» mettez aussi franque cinque cent et encore
» mille, en motoual security, dans lé armoire à
» vo, ché metté en préison casquette à mo-a,
» lé préison il démore avec vo, et lé clé il
» marche avec mo-a; aujorthui, mon seignorie
» quitte vo por huite jor, vo garde lochement à
» mon frais et si le finichein dé mois il vienne,
» la seconde jorne morte à la principe dé soui-
» vante; né pas voir ma retourne, vo force lé
» préison et rende lé liberty à lé réciproque in-
» demnity por personnal avantaige à vo; mo-a
» rétourne vo né plous voloir, mo-a trappe in-
» demnity eïn légitime compensachen; et John

» il faisait sa petite profit. » La proposition
n'est pas très claire, mais John se charge de
l'interpréter. « Milord, dit-il en faisant à
» l'aubergiste des signes dans le sens d'une
» accession pleine et entière, milord déposera
» quinze cents francs dans le bonnet que voici;
» vous en déposerez autant, et les trois mille
» francs seront enfermés dans une armoire dont
» milord gardera la clé; milord va s'absenter
» pendant huit jours pour quelques affaires
» indispensables, vous ne disposerez pas de son
» appartement avant le trois du mois prochain;
» si à cette époque nous ne sommes pas de re=
» tour, vous pourrez faire ouvrir l'armoire, et
» les trois mille francs vous appartiendront. Si
» au contraire nous sommes revenus et qu'il ne
» vous convienne plus de tenir le marché, vous
» nous remettez le bonnet avec son contenu, et
» tout est dit. Je présume bien que vous n'aurez
» pas l'envie de vous dédire ; mais milord est
» dans l'usage de prendre de telles précautions.
  — » Puisque c'est l'usage de milord, je suis
» prêt à tout pour le satisfaire.
  — » Ah! vo volez faire plaissir à mo-a?
  — » Milord, je vous demanderai seulement
» la permission d'aller chercher l'argent.

24.

— » Allez, allez, mossio l'auperche, allez, » faites plaissir à mo-a. »

L'aubergiste sort, et John descend après lui, afin de le catéchiser; il s'agit de battre le fer pen= dant qu'il est chaud, il s'y prend si bien qu'au lieu de quinze cents francs, l'aubergiste en donnerait le double ; ou par lui-même, ou par ses connais- sances, il est promptement en mesure d'effectuer le versement, alors il remonte apportant les espè- ces en or d'après le conseil de John : milord, son manteau sur les épaules, se promène en long et en large. « C'était vo, vo avez lé contribuchen? »

— » Oui milord, je viens mettre au bonnet.

— » Vo venez metté à la bonnette, ah! » brâve, brâve.. » Il prend le bonnet de coton, et le tenant ouvert avec les deux mains : « ché= » tez dans la profond, d'abord l'or à mo-a. » L'aubergiste jette successivement les quinze piles qui sont sur la table, et quand il a fini, il se dispose à prouver qu'il ne manque pas une obole de sa quote-part. « Ah! mossio l'auperche » vo cagiénez à mo-a bocop de peine, vo mé » faites injori por lé manifestachen de confiance » que ché metté en l'intégrity de vo; chétez votre » contingent sans nombrement aucune. » L'au= bergiste ponctuel à suivre les instructions qu'il a

reçues de John, dépose son or dans le bonnet, et
dès que les deux sommes y sont réunies, milord
lie le tout avec un ruban, puis se dirigeant
gravement vers l'armoire : « mossio l'auperche,
» dit-il apportez le doble dépôt. » L'aubergiste
obéit; le dépôt sur les bras, il s'avance, et milord
monte sur une chaise afin de pouvoir atteindre
au dernier rayon. « Tendez le dépôt »; le nez
en l'air et la vue braquée sur la tablette supé-
rieure, l'aubergiste remet le bonnet dans la
main droite de sa seigneurie; mais tandis que
haussant les épaules, John adresse au bon
homme un sourire à la fois approbateur et dé-
risoire, par une manœuvre subtile la main
droite du maître va se décharger dans sa main
gauche, et saisir sous le manteau un second
bonnet exactement semblable à celui qu'elle a
fait disparaître; l'échange effectué, le mouve=
ment ascensionel dont l'interruption n'a pas
été sensible, se continue et quand il cesse, l'au=
bergiste est bien sûr que ses quinze cents francs
sont avec ceux de milord. Milord en est bien
sûr aussi. « A présent lé eimbargo il est sur l'ar=
gent. » Il donne deux tours de clé, descend de la
chaise, demande le budget de sa dépense, paie
sans marchander, dit à revoir à tout le monde

et monte en voiture avec son fidèle John.
« Clique, claque, bon train postillone ; crève la
» cheval et né pas casse cou à mo-a, lé récom-
» pense il est au bout. Conduis milord sur les
bas côtés de la route », crie à s'égosiller, l'aubergiste qui tremble qu'il n'arrive quelque accident
à sa seigneurie. « Oh! Dieu, dit-il à sa femme,
» pourvù qu'il ne s'aperçoive pas combien nos
» chemins sont en mauvais état ! heureusement
» il fait sec.

— » Oui, mais la poussière.

— » Pourquoi ne lui avoir pas mis dans la
» voiture, une bouteille de ton sirop de limon?

— » Je n'y ai pas songé.

— » Voilà comme tu es, tu n'en fais jamais
» d'autres. Postillon, postillon, monsieur John,
» milord; bath! ils sont au diable. Ciel, se dit *in*
» *petto* le complaisant aubergiste, guide les cour-
» siers qui emportent César et ma fortune!!!»
Enfin vient le trois du mois..; l'aubergiste, dans
la crainte de faire une sottise à milord, l'attend
encore près de six semaines...; ce laps de temps
écoulé, il se décide à lever *l'embargo*...; la porte
de l'armoire est forcée, le bonnet est à son poste,
il s'en empare, dénoue le cordon...; que trouve-
t-il? du billon.

Sablin qui jouait parfaitement l'anglais, était passé maître dans ce genre de vol... Un jour, il parvint à escamoter cinq mille francs à un aubergiste : ce dernier n'était pas un grec, bien qu'il habitât Troyes; mais c'était Troyes en Champagne.

CHAPITRE LXXV.

LES GRÈCES OU SOULASSES.

Le pigeon. — Les pièces d'or. — L'étui. — La clé oubliée. — Le plomb de chasse.

LES *grèces* sont presque tous des gens de province, sans cesse occupés à parcourir les routes, soit en diligence, soit à pied ; ils prennent toujours la qualité la plus propre à les mettre en rapport avec la personne sur laquelle ils se proposent de faire l'expérience de leur savoir-faire. Ils s'associent ordinairement au nombre de trois ; chacun d'eux voyage isolément pour aller à la recherche des dupes ; quelquefois aussi un seul se met en chasse et les autres l'attendent au quartier-général.

Dès que le *grèce* qui est chargé de pousser la reconnaissance a rencontré l'individu sur lequel il croit pouvoir opérer , il tâche de se lier avec lui , et lorsqu'il lui a arraché le secret de sa position , s'il entrevoit le moyen d'en tirer parti , il va se loger dans le même hôtel que cet ami improvisé , à moins qu'il ne se présente une occasion de l'expédier de suite. Si le *pigeon* qu'on projette de plumer vient toucher de l'argent, ou amène des marchandises à Paris , les *grèces* ne le perdent pas de vue qu'il n'ait effectué sa recette. Souvent même , afin d'être plus certains que le produit de la vente ne leur échappera pas , ils s'arrangent pour acheter eux - mêmes les marchandises , ou du moins pour en faciliter le placement.

Le surveillant, aposté auprès du *pigeon* pour épier ses démarches , tient ses affidés au courant de tout ce qu'il fait. Il leur donne en quelque sorte , heure par heure , le bulletin de ses actions ; et quand il juge qu'il est temps d'agir , il les avertit de se tenir prêts à le seconder. Le moment arrêté pour l'exécution étant venu ,

sous un prétexte ou sous un autre, le *grèce*
engage le *pigeon*, à sortir avec lui, ils vont en=
semble dans la rue; mais à peine ont-ils fait
quelques pas, un homme, que son baragouin
signale comme un étranger, les accoste, et
parvient à leur faire comprendre qu'il demande
le Palais-Royal : « Qu'allez-vous y faire? » lui
demande le grèce : l'homme montre alors des
pièces d'or; ce sont ordinairement des qua=
druples, ou des pièces de quarante francs d'Ita-
lie, et manifestant qu'il désire les convertir en
argent, il débite un conte, dont voici la sub=
stance : il était au service d'un monsieur très
riche, qui lui a laissé, en mourant, une grande
quantité de ces pièces, dont il ignore la valeur;
tout ce qu'il sait, c'est que quand il en change
une, on lui donne six pièces blanches. Aussitôt,
pour marquer de quelle espèce sont les pièces
blanches, il montre une pièce de cent sous.
Au même instant le *grèce*, tirant de sa poche
six pièces de cinq francs, propose au soi-disant
domestique de lui céder une pièce d'or : celui-
ci y consent; il paraît même très satisfait, et
dans son langage, il donne à entendre qu'il
ne serait pas fâché d'avoir encore de la monnaie
blanche. Mais un bureau de change ne peut être

établi en plein vent : on entre dans un cabaret,
et là, l'étranger aux pièces d'or ouvre un étui
qui en contient une centaine, qu'il offre à rai=
son de trente francs chaque. Le grèce, dans un
à parte avec le pigeon, ne manque pas de
faire remarquer combien leur serait avantageux
de faire un pareil marché : « Mais avant de rien
» conclure, ajoute-t-il, je pense qu'il est pru=
» dent de montrer les pièces à un orfévre, afin
» de nous assurer si elles sont bonnes. »

Le pigeon pense comme son compagnon : il
sort avec une des pièces, et revient avec qua=
rante francs qu'il a reçus en échange ; plus de
doute, l'opération est sûre ; le bénéfice considérable, dix francs par pièces, on n'en saurait
trop prendre ; sans hésiter, il se défait de tout
son argent blanc. S'il n'en a pas assez, il est
même tout prêt à en emprunter... Enfin l'é=
change se consomme.... On compte les pièces
d'or, et on les remet dans l'étui ; mais le prétendu domestique, qui est un habile escamo=
teur, à l'étui qui renferme le précieux métal,
en substitue un exactement semblable, et
après ce tour de passe-passe, comme il lui im=
porte de s'esquiver le plus promptement possi=
ble, il dit que, puisque l'on a vérifié son or,

il désire vérifier aussi l'argent qu'on lui a donné.
« Rien de si juste, observe le Mentor du pigeon;
» je ne vois aucun inconvénient à cela », et le
pigeon, à qui l'espoir d'un gain excessif à fait
perdre la tête, consent de la meilleure grâce du
monde à l'enlèvement de ses pièces de cent sous.
Que risque-t-il? l'étui n'est-il pas sa garantie?
Le domestique a disparu, et le compagnon de
la dupe ayant prétexté un besoin, pour s'ab=
senter une minute, ne tarde pas à le rejoindre.
Le pigeon est plumé, il ne les reverra plus.
Cependant il ignore encore son malheur... Il
attend dix minutes, vingt minutes, une demi=
heure, une heure, d'abord il s'impatiente, puis
il se fait du mauvais sang, ensuite il s'inquiète,
enfin viennent les soupçons et les grandes alar=
mes. Il ouvre l'étui, ou le fait ouvrir s'il ferme
à secret, et n'y trouve que des sous ou du plomb
de chasse. Quelquefois les *grèces*, au lieu d'étui,
ont une boîte en fer-blanc, ou un petit sac de
cuir avec un cadenas à la fermeture.

Lorsque le pigeon leur paraît quelque peu
défiant, les deux fripons recourent à une tac=
tique différente. Celui qui a préparé les voies
prend l'étui des mains de l'autre ; « Ah! ça
» maintenant, dit-il en le remettant au parti=

» culier qu'il a attiré dans ses filets, il nous
» faut aller chez un changeur, afin qu'il exa=
» mine les pièces. » Le particulier croyant que
son ami lui conseille une précaution, sort im=
médiatement avec lui, en laissant au cabaret le
faux domestique. Ils cheminent ensemble; tout
à coup le fripon s'arrête, comme saisi d'une
réflexion soudaine : « Et la clé, s'écrie-t-il, la
» clé de l'étui, l'avez-vous ?

    — » Non.

    — » Vous ne l'avez pas ? vite, vite, courez
» la chercher... ou bien, j'y vais moi-même,
» attendez-moi là. » Et que l'on profite ou non
de sa bonne volonté, le filou n'est pas plus tôt
seul, qu'il s'éclipse, bien convaincu qu'on ne le
retrouvera pas plus que son affidé, qui a déjà
gagné au large... Si par cas fortuit, le pigeon
ne veut pas se séparer de son ami, l'ami le pro=
mène jusqu'à ce qu'il s'offre une occasion de le
perdre, soit dans un passage, soit ailleurs.

L'échange est un mode d'escroquerie auquel
bon nombre de personnes se sont laissé prendre.
Des marchands de province, des voyageurs,
des Parisiens même y ont perdu des sommes
considérables. Plus le nigaud dont les *grèces*
convoitent les écus est cupide, plus il est facile

à duper. Pour se préserver de la subtilité de
ces fripons, il suffit de ne jamais s'entretenir
de ses affaires avec des inconnus, de ne point
parler devant eux de l'argent que l'on a, et sur=
tout de s'abstenir d'acheter au prix de trente
francs, les pièces d'or qui en valent quarante;
chacun son métier

Le fameux *Sablin* et *Germain*, dit le *Père la
Tuile*, étaient deux *grèces* des plus adroits. Un
jour ils venaient d'escroquer trois mille cinq
cents frans à un provincial. Germain, en présence de qui celui-ci s'était vanté de ses exploits
comme chasseur, jouait le rôle du conseiller.
« Ma foi, monsieur, dit-il au provincial en lui
» remettant l'étui, vous faites une bonne af=
» faire, vous pourrez passer l'hiver gaîment
» et aller à la chasse. » L'étui ne contenait
en effet que du petit plomb. Ce propos, que je
tiens du plaignant et des deux filous, était, il
faut en convenir, d'une rare impudence.

CHAPITRE LXXVI.

LES RAMASTIQUES.

Part à deux. — Le lecteur d'affiches. — L'homme accommodant. — Mésaventure d'un cordon-bleu. — Le mari et la femme, ou la montre et la chaîne. — Une querelle de ménage. — Filou et faussaire. — Le vœu de la loi.

Les ramastiques sont des fripons qui, comme beaucoup d'autres, ne doivent leurs succès qu'à la cupidité des dupes. L'exercice de leur indus= trie suppose une association de trois personnes, ou tout au moins de deux. Voici comment ils s'y prennent pour s'approprier le bien d'autrui. Dès le point du jour, ils vont se mettre en ob= servation sur la route, dans le voisinage de quelque barrière, et là, ils examinent avec soin les allants et les venants, jusqu'à ce qu'ils aient

trouvé parmi eux un de ces individus dont la
physionomie et le costume trahissent l'excessive
simplicité. C'est un nigaud crédule et intéressé
qu'il leur faut : paysan ou non, un provincial,
soit qu'il arrive, soit qu'il parte, fait toujours
merveilleusement leur affaire, pourvu toutefois
qu'il ne manque pas d'argent. Ont-ils aperçu,
cet inconnu si désiré, l'un d'eux, ordinairement
le plus insinuant des trois, l'accoste, et lui dé=
coche adroitement une demi-douzaine de ces
questions, dont la réponse révèle indirectement
à l'interrogateur, la situation financière de l'in=
terrogé. Ce renseignement obtenu, un signal fait
connaître s'il est favorable ; alors un second filou
qui a pris les devants, laisse tomber une boîte,
une bourse ou un paquet, de telle façon, que
l'étranger ne puisse faire autrement que de re=
marquer l'objet quel qu'il soit. Il le remarque en
effet, mais au moment où il se baisse pour le
ramasser, sa nouvelle connaissance s'écrie *part
à deux*. On s'arrête pour voir en quoi consiste
la trouvaille, c'est ordinairement un bijou pré=
cieux, une bague richement montée, des bou=
tons en brillants, des pendeloques, etc. Un écrit
accompagne le joyau ; que signifie cet écrit ?
presque toujours le nigaud ne sait pas lire : on

se doute bien que le compère ne le sait pas
non plus ; cependant le papier peut donner
des lumières utiles...... Il importe d'en connaître le contenu ; mais à qui s'adresser? on
craint de commettre une indiscrétion : en attendant on continue de marcher, et tout à coup, au
coin d'une rue, on voit un homme occupé de
lire les affiches : on ne saurait être servi plus à
point par le hasard. « Parbleu! dit le compère,
» nous ne pouvions pas mieux rencontrer ; voici
» un monsieur qui va nous tirer d'embarras,
» montrons-lui le papier, il nous dira ce que c'est ;
» mais surtout gardez-vous bien de lui parler de
» l'objet, car il serait capable de vouloir sa
» part. » L'étranger est enchanté, il promet
d'être prudent, et l'on va droit au lecteur qui se
prête de bonne grâce au service que l'on réclame de lui ; il lit : « Monsieur, je vous envoie
» votre bague en brillants recoupés, pour la-
» quelle votre domestique m'a payé deux mille
» sept cent vingt-cinq francs, dont quittance.

» BRISEBARD, *bijoutier.* »

Deux mille sept cent vingt-cinq francs! que
l'on juge si l'énoncé de cette somme, dont la
moitié va lui revenir, sonne délicieusement à

l'oreille du rustre. L'obligeant lecteur, qui est le troisième affidé, n'a pas manqué de s'appesantir sur le nombre qu'expriment les chiffres : on le remercie de sa complaisance et l'on s'éloigne. Maintenant il s'agit de prendre une détermination au sujet du bijou : le rendra-t-on ? ma foi non ; s'il appartenait à un pauvre diable, à la bonne heure ; mais qui peut acheter des diamants si ce n'est un richard?.... Et pour un richard qu'est-ce que deux mille sept cent vingt-cinq francs? une bagatelle qu'il a le moyen de perdre.... Puisqu'on ne rendra pas, il est évident que l'on gardera.... c'est-à-dire qu'on réalisera en espèces..... Mais où réaliser? chez un bijoutier? le propriétaire de la bague a peut-être déjà fait circuler des avis ; et puis, il est des bijoutiers si ridicules! Ce qu'il y a de mieux à faire c'est de ne vendre que dans quelque temps..... Le rustre comprend parfaitement toutes ces raisons..... S'il y avait possibilité, on partagerait sur-le-champ, et l'on se quitterait bons amis.... Mais le partage est impossible, et pourtant chacun a besoin d'aller à ses affaires. Véritablement la situation commence à devenir inquiétante ; de part et d'autre on se frotte le front pour avoir des idées. « Si j'avais de l'argent, dit le ramastique, je

» vous en donnerais volontiers, mais je n'ai
» pas le sou. — Que faire? » Il paraît réfléchir
un instant. — « Écoutez, reprend-il, vous
» m'avez l'air d'un brave et digne homme,
» je m'en rapporte à vous, faites-moi une
» avance de quelques centaines de francs, et
» quand vous vendrez l'objet, vous me remettrez
» le surplus; il est bien entendu que vous re-
» tiendrez l'intérêt de la somme que vous
» m'aurez avancée. Par exemple, vous me lais-
» serez votre adresse. » Rarement une proposition de cette nature n'est pas agréée... Le rustre
séduit par l'appât d'un gain dont il cache l'arrière-
pensée, vide sa bourse avec plaisir... Si elle n'est
pas suffisamment garnie, il n'hésite pas à se dé-
faire de sa montre : j'en ai vu qui avaient donné
jusqu'aux boucles de leurs souliers. L'arrangement conclu, on se sépare avec promesse de
se revoir, bien que des deux côtés on ait pris la
résolution de n'en rien faire. Sur vingt paysans
trompés de la sorte, dix-huit au moins donnent
un faux nom et une fausse adresse; et il n'y a
pas lieu de s'en étonner, puisqu'ici avant d'être
dupe, il faut d'abord être fripon.

Les *ramastiques* sont presque tous des juifs,
dont les femmes se livrent aussi à ce genre de fi-

25.

louterie. Elles fréquentent habituellement les
halles et marchés, où elles exploitent la crédulité
des bonnes et des cuisinières qui ont l'air de nou=
velles débarquées. Une chaîne de jaseron en cui=
vre si bien doré, qu'il serait difficile de ne pas
la prendre pour de l'or, compose la matière du
moyen de déception dont elles font usage. Une
de leurs victimes, c'était un cordon-bleu, vint
un jour se plaindre à la police : on lui avait
extorqué tout son argent, ses boucles d'oreilles,
son schal, et son panier avec les provisions de
la journée, laissées en garantie de quinze francs,
qu'elle devait rapporter. Comme celle-ci était de
bonne foi, elle s'était empressée de tenir ses en=
gagements ; mais à son retour, elle n'avait plus
retrouvé ni la femme, ni le panier, ni les pro=
visions. Alors seulement elle avait conçu des
soupçons, que la pierre de touche d'un bijoutier,
consulté trop tard, avait pleinement confirmés.
A une certaine époque, les *ramastiques* étaient
si nombreux, qu'ils se montraient à la fois dans
tous les quartiers de la capitale. J'ai reçu dans
la même matinée les deux époux, qui venaient
se plaindre d'avoir été *ramastiqués*, le mari
dans le faubourg Saint-Honoré, la femme, au
marché des Innocents. « On n'est pas bête comme

» vous, disait le chef de la communauté, à son
» infortunée compagne ; donner votre chaîne
» d'or et dix francs, pour une chaîne de laiton !
» — Vous avez bientôt fait une bête ! Comme
» cela vous va bien ! Allez donc porter votre
» épingle au Mont-de-Piété : un morceau de
» verre ! et s'il vous plaît, monsieur ne se con-
» tente pas de donner l'argent qu'il a sur lui , il
» faut encore qu'il revienne à la maison chercher
» soixante francs qui étaient tout ce que nous
» possédions, deux couverts et sa montre.

— » J'ai fait ce qui m'a convenu ; ça ne vous
» regarde pas.

— » Il n'en est pas moins vrai que vous vous
» êtes laissé gourer.

— » Gourer ! gourer ! c'est bon, madame ; je
» ne me suis toujours pas laissé gourer par des
» commères, et si vous ne vous étiez pas amu=
» sée à tailler votre bavette comme de cou=
» tume....

— » Si vous aviez passé votre chemin , sans
» vous arrêter à causer avec le premier venu...

— » Je cause, je cause, pour mes affaires ;
» et vous ?....

— » Ah ! vous en faites de belles affaires !....

— » Aussi belles que les vôtres, j'espère !

» Allez à présent, quand vous aurez une chaîne
» d'or il fera chaud. La vôtre faisait pourtant
» trois tours. Je crois que je vous en avais
» donné assez long pour votre fête! D'ail-
» leurs, longueur ou non, vous deviez en être
» contente; mais il vous en fallait trois fois plus.

— » Comme nous serons bien plantés quand
» nous aurons besoin de savoir l'heure!

— » Taisez-vous; vous êtes une sotte...

— » Que c'est donc bien fait! que c'est donc
» bien fait! On vous a attrapé; tant mieux,
» mon cher! Je ne regrette qu'une chose, c'est
» qu'on ne vous en ait pas pris davantage.

— » Parbleu, vous ne m'apprenez rien de
» neuf! Ce n'est pas d'aujourd'hui que je me
» suis aperçu que vous ne teniez pas à l'inté=
» rêt de la maison. »

Le couple sortit du bureau en se querellant.
J'ignore combien de temps la dispute se prolon=
gea; mais il est à présumer que la réflexion mit
un terme aux reproches mutuels. Dieu veuille
que, pour hâter le raccommodement, on n'ait
pas été obligé d'en venir à des voies de fait!

Lorsque trois ramastiques sont ensemble,
chacun d'eux a un costume adapté au rôle qu'il
doit jouer. Celui qui accoste est presque toujours

vêtu comme un ouvrier : c'est un maçon, un bottier, un charpentier; quelquefois il simule l'accent allemand ou italien, et paraît s'exprimer très difficilement en français. S'il est âgé, il est bon homme ; s'il est jeune il est niais. Le *faux perdant* se distingue par la longueur et la largeur de son pantalon, dont une des jambes sert de conducteur à l'objet pour le faire arriver jusqu'à terre. Le *lecteur* est ordinairement plus richement couvert que les deux autres ; c'est lui qui endosse la redingote à collet de velours, et se pare du castor à longs poils.

Long-temps les *ramastiques* furent traduits en police correctionnelle, et le maximum de la peine qu'ils encouraient était cinq années de prison. Il me sembla que l'on devait établir une distinction entre eux ; et que, quand l'escroquerie avait été consommée à l'aide d'un faux en écriture, le délit prenait un caractère plus grave, et tombait dans la compétence des Cours d'assises. Je me promis de saisir la première occasion, pour présenter à l'autorité judiciaire quelques observations à ce sujet; elle ne tarda pas à s'offrir. J'arrêtai les deux plus anciens professeurs en fait de ramastique : le nommé BALÉSE, dit *Marquis*, et son complice. D'abord j'exposai

mon opinion à laquelle on n'eut pas égard ; on
persistait à vouloir les traiter suivant la juris=
prudence consacrée jusqu'alors ; mais je revins à
la charge, j'insistai, et les deux fripons amenés
devant le jury, furent condamnés, comme faus=
saires, à la réclusion et à la marque.

CHAPITRE LXXVII.

LES ESCARPES OU GARÇONS DE CAMPAGNE.

Les mœurs douces. — Les braves gens. — La famille des Cornu. — L'*alibi* préparé. — Les ambulants. — Le cul-de-jatte.

PRESQUE tous les assassins de profession pren=
nent la qualité de marchands-colporteurs , de
marchands de bestiaux , de maquignons , etc.
Leur costume et leurs manières sont toujours
analogues à l'état qu'ils sont censés exercer ; ils
affectent en général des mœurs douces et un
air froid et calme; rarement ils sont adonnés
au vin , parce qu'ils redoutent les indiscrétions

de l'ivresse ; ils ont toujours des papiers fort
en règle , qu'ils font viser avec la plus scru-
puleuse exactitude ; dans les auberges,ils paient
bien sans se montrer trop généreux ; ils veulent
être réputés économes , parce que l'économie
fait présumer l'honnêteté ; cependant en réglant
leur compte , ils n'oublient ni la fille ni le
garçon : il importe beaucoup à un escarpe que
les domestiques disent de lui qu'il est un brave
homme.

Les assassins qni simulent la profession de
marchands-colporteurs ne sont que médiocrement chargés de marchandises. La plupart du
temps ils vendent de la coutellerie , des ciseaux,
des rasoirs , des rubans de fil , des lacets ou
d'autres objets qui forment peu de volume. Les
auberges situées dans les faubourgs des villes et
à proximité des marchés sont celles dans lesquelles ils vont se loger de préférence ; c'est là
qu'ils choisissent leurs victimes ; soit parmi les
marchands véritables , soit parmi les cultiva-
teurs qui sont venus vendre leurs denrées. Ils
s'attachent à connaître les sommes dont ils sont
porteurs, le moment de leur départ, la route
qu'ils doivent suivre, et , une fois instruits de
toutes ces circonstances, ils en donnent avis à

leurs affidés, qui sont toujours dans une autre maison, assez souvent située hors la ville ; alors ces derniers les devancent et vont les attendre dans l'endroit le plus propice à l'accomplisse= ment du crime qu'ils méditent.

Les escarpes sont des malfaiteurs dont on ne se méfie pas, parce qu'on est accoutumé à les voir rôder dans le pays, et que l'apparente régularité de leur conduite les met à l'abri du soupçon. La famille des Cornu dont il est parlé au pré= mier volume de ces Mémoires, était une famille d'*escarpes* ; pendant plus de vingt ans, elle jouit de l'impunité la plus complète, et elle avait commis plusieurs centaines d'assassinats avant qu'on songeât à l'accuser.

Le meilleur moyen de se garantir des atteintes de ces scélérats est de parler le moins possible de ses propres affaires, de ne jamais dire que l'on va toucher de l'argent, et d'éviter de s'expliquer sur le but comme sur le terme du voyage entrepris. Les voyageurs doivent surtout se tenir en garde contre ces officieux de grands chemins qui profitent de toutes les occasions d'accoster et d'entamer la conversation. Un officieux question= neur est toujours un personnage dont il faut suspecter les intentions, principalement s'il

aborde le chapitre de la sûreté des routes, ou
de la nécessité d'être armé. Les fermiers qui
quelquefois ne quittent les marchés qu'à la
tombée de la nuit, ne sauraient trop se pré=
munir contre les gens qui aiment, disent-ils,
à voyager de compagnie. Au surplus, toute
liaison *impromptu* est une imprudence quand
on est hors de chez soi.

Les femmes des *escarpes* sont aussi des créatures fort dangereuses ; familiarisées avec le
meurtre, elles aident volontiers à le consommer;
elles dressent de bonne heure leurs enfants à
exercer des surveillances, et à leur transmettre
des avis dont elles ou leurs maris peuvent pro-
fiter ; elles les accoutument à la vue du sang, et
pour les intéresser au succès, à chaque assas=
sinat, elles donnent une espèce de curée à ces
petits monstres.

Personne de plus obligeant qu'un escarpe mâle
ou femelle ; personne de plus charitable ; tous les
mendiants sont ses amis, parce que les mendiants
peuvent toujours fournir des indications utiles,
et qu'étant par voie et par chemin, ils sont les
espions naturels des grandes routes. Les escarpes
femelles poussent l'hypocrisie jusqu'à se parer
ostensiblement de tous les signes d'une dévotion

profonde; elles portent des chapelets, des sca-
pulaires, des crucifix, etc.; elles assistent ré=
gulièrement aux offices, et ne se font pas faute
d'approcher de la sainte table.

Les hommes portent habituellement une
blouse ou un sarrau bleu, destiné à garantir leurs
habits des taches de sang : un meurtre commis,
ils anéantissent la blouse, l'enterrent, la brûlent
ou la lavent, suivant qu'ils ont plus ou moins de
temps devant eux. Un bâton, avec une sorte de
fouet à la poignée, un chapeau couvert d'un
taffetas gommé, sous lequel est un mouchoir
rouge ou bleu enveloppant la tête, complètent
la tenue de ces misérables, qui excellent à pré=
parer les circonstances dont au besoin ils
pourront se servir pour faire constater un
alibi : c'est notamment dans ce but qu'ils font
viser leurs passeports dans toutes les communes
où ils passent.

Fort heureusement pour la société, les
escarpes sont aujourd'hui peu nombreux, ex=
cepté dans quelques-uns de nos départements
méridionaux? cependant je ne crains pas d'af=
firmer qu'on ne parviendra pas à extirper l'en=
geance des assassins tant que la France sera
parcourue dans toutes les directions par des

vitriers ambulants, des marchands de parapluies, des marchands de cantiques, des chaudronniers magnins, des banquistes, escamoteurs, jongleurs, saltimbanques, chanteurs en plein vent, joueurs d'orgues, conducteurs d'ours et de chameaux, montreurs de lanternes magiques, carreleurs de souliers, teneurs de jeux dans les foires, estropiés faux ou véritables, etc., etc. A propos de ces derniers, il n'est pas superflu de recommander aux voyageurs de se défier de ces hommes qui, tapis dans un fossé, et feignant de ne pouvoir s'en retirer, appellent à leur secours : que l'on se rappelle l'histoire du cul-de-jatte, qui attirait ainsi les passants afin d'assassiner ceux qui avaient le malheur de céder à un mouvement de compassion ; le moment où ils se baissaient pour l'aider à sortir du fossé était celui qu'il choisissait pour leur plonger un poignard dans le cœur. Il est dangereux de coucher dans les mauvais bouchons, principalement s'ils sont isolés ; les hôtes peuvent être honnêtes, mais ceux qu'ils hébergent ne le sont pas toujours, et le moins qu'il puisse advenir au pauvre diable qui se risque dans de pareils taudis, c'est d'être dévalisé pendant la nuit.

La sûreté du royaume exigerait que l'on débarrassât notre territoire de cette population roulante dont la circulation, impossible à surveiller, est un véritable fléau : aujourd'hui que dans le moindre village il existe des professions qui répondent à tous les besoins, on ne conçoit pas que des mesures n'aient pas été prises pour contraindre à la résidence ces ambulants de toute espèce ; ces déplacements d'individus qui colportent une industrie ou un commerce, ne peuvent être soufferts que dans les temps de barbarie, ou chez un peuple dont la civilisation est à peine ébauchée.

CHAPITRE LXXVIII.

LES RIFFAUDEURS.

Salambier. — L'ordre du maire. — Les faux auxiliaires. — Les chiens dans l'erreur. — Heureux accident. — Une fugue. — Le zéro de la vie. — L'alpha, l'omega et le béta. — Le pot-au-noir. — 1816.

DE même que les escarpes ou garçons de campagne, les *riffaudeurs* prennent assez ordinairement la qualité de marchands forains ou de marchands-colporteurs. Ce sont des voleurs qui chauffent ou plutôt brûlent les pieds des personnes, pour les contraindre à déclarer où est leur argent. Lorsqu'ils ont jeté leur dévolu sur une ils s'y introduisent sous le prétexte d'offrir leurs marchandises, et ils n'en sortent qu'après avoir examiné les localités, remarqué toutes les issues. Lorsque une maison est de difficile accès, un des affidés déguisé en mendiant demande à y être couché par charité, et si on lui accorde l'hospitalité, il se lève pendant la nuit pour ouvrir à ses complices. Souvent la maison est gardée par un chien : dans ce cas le prétendu mendiant le réduit au silence, en le charmant par l'odeur qu'exhale une éponge imprégnée de la liqueur que répand une chienne en folie, ou par le fumet d'un morceau de foie de cheval cuit dans le pot-au-feu. Ce sont là des séductions auxquelles ne résiste pas le plus hargneux comme le plus vigilant des dogues. Maître de l'animal, qui alors le suivra partout, le mendiant s'éloigne avec lui, et laisse ainsi le champ libre aux brigands. Quelquefois aussi les chauffeurs recourent au poison qu'ils jettent dans les cours à la tombée de la nuit; le poison est toujours assez prompt pour que le chien soit mort au moment où ils tenteront l'escalade.

Il est sans doute louable de donner asile aux pauvres diables, aux piétons égarés, enfin à tous ceux qui ne savent où reposer leur tête; mais en se conformant à ce que prescrit l'humanité, il n'est pas défendu de se mettre à l'abri des atteintes du brigandage. Les fermiers et autres habitants des campagnes, qui ne veulent point renoncer à ces charitables habitudes, feront donc sagement de tenir à la disposition des voyageurs inconnus, une pièce dont les croisées soient grillées et fermées par de gros barreaux de fer, et les portes garnies d'une serrure fixée de façon qu'on ne puisse pas la démonter ; de la sorte, ils tiendront les inconnus sous clé jusqu'au jour, et n'auront rien à redouter de leurs mauvaises intentions.

Souvent les chauffeurs assassinent afin qu'il ne reste pas de témoins de leur scélératesse... ; d'autres fois pour ne pas être reconnus, ils cachent leur figure sous un masque, ou bien encore ils se noircissent avec une composition qu'ils font ensuite disparaître en se frottant avec une espèce de pommade ; il en est aussi qui s'enveloppent la tête dans un crêpe noir. Ceux qui sont dans l'habitude de se noircir, portent ordinairement sur eux, une petite boîte à double fond, dans laquelle sont contenues et le noir et ce qui sert à l'enlever. Lorsqu'ils vont en expédition, ils ont encore soin de se munir de cordelettes longues de quatre à cinq pieds, dont ils

font usage pour attacher les victimes. Ces bri=
gands ne marchent jamais qu'isolément; s'ils se
sont donné un rendez-vous, afin de ne pas être
remarqués, ils y viennent par des chemins diffé=
rents, en prenant le plus possible les routes les
moins fréquentées; ils ne quittent leur domicile
que de nuit et ont bien soin de se faire remarquer
de tous leurs voisins, peu d'instants avant le dé=
part; au retour, ils emploient la même tactique,
à l'effet de persuader qu'ils ne se sont pas absentés,
et d'être à même, au besoin. de prouver un *alibi*.

Les riffaudeurs n'aiment pas à se charger
d'effets; à moins que ce ne soient des diamants
ou autres objets précieux formant peu de vo=
lume; hors ces cas, qui ne se présentent que
rarement à la campagne, c'est de l'argent mon=
noyé qu'il leur faut.

Le fameux Salambier projetait depuis long-
temps de contraindre un riche fermier des en=
virons de Poperingue, à lui rendre ses comptes;
mais ce fermier était sur ses gardes : à une épo=
que où dans le pays il n'était bruit que des
incursions de chauffeurs, il aurait été difficile
qu'il en fût autrement. La ferme renfermait un
personnel considérable, et deux chiens énormes
en défendaient l'approche. Salambier avait déjà

poussé des reconnaissances, afin de se rendre compte des chances que présentait l'entreprise; mais plus il y avait réfléchi, plus les obstacles lui avaient paru insurmontables; cependant il ne doutait pas que le fermier ne fût possesseur d'une forte somme, et il ne cessait de la convoiter. Comment parvenir à s'en emparer? c'était là le problème auquel s'appliquait toute sa sagacité. Enfin il imagina le moyen que voici : s'étant fait délivrer par quelques habitants dont il était connu, un certificat de bonne vie et mœurs, il le fait légaliser par le maire de Poperingue : muni de cette pièce, avec de l'acide muriatique il la lave de manière à ne conserver que la signature du maire et le sceau de la commune, et sur la feuille blanchie, il fait écrire par l'un des hommes de sa bande, le nommé Louis Lemaire, un ordre ainsi conçu :

« Monsieur le commandant, je suis informé
» que la nuit prochaine, des chauffeurs, au nom-
» bre de dix à douze, doivent faire une tenta=
» tive sur la ferme d'Oermaille; vous voudrez
» donc bien faire déguiser dix de vos soldats, et
» sous la conduite d'un sous-officier, les en=
» voyer dans cette ferme, pour qu'au besoin ils
» puissent prêter main-forte au fermier et arrê=

» ter les brigands qui se présenteraient pour le
» mettre à contribution. L'adjoint de la com=
» mune de Lebel, à qui cet ordre devra être
» communiqué, pourra servir de guide au dé=
» tachement, et l'installer au domicile du fer=
» mier, dont il est connu. »

Salambier, ayant fabriqué ce faux ordre, part
aussitôt, et à la tête de dix de ses complices, il se
présente audacieusement chez le fonctionnaire
qui, à son insu, doit favoriser ses projets crimi=
nels : celui-ci reconnaissant la signature, s'em=
presse de le conduire à la ferme ; des auxiliaires
qui arrivent si à propos ne peuvent manquer
d'être bien venus : Salambier et les siens sont
reçus à bras ouverts ; on fête comme des libéra=
teurs les brigands et leur chef, qui est censé
être un sergent. « Ah ça ! mes amis, dit Salam=
» bier, combien êtes-vous de monde ici ?

— » Quinze personnes, répond le fermier,
» en comptant quatre femmes et un enfant.

— » Quatre femmes et un enfant ! bouches
» inutiles, n'en parlons pas ; dans le danger
» cela n'est bon qu'à embarrasser. Vous avez
» des armes ?

— » Nous avons deux fusils.

— » Vous allez les apporter, afin que nous

» les ayons sous la main; d'ailleurs je veux
» m'assurer s'ils peuvent faire le service. »

On donne les fusils à Salambier, qui se met
en devoir d'en démonter la batterie. « Actuelle=
» ment, dit-il, que je suis instruit de l'état de
» la place, on peut s'en reposer sur moi du soin
» de la défendre; quand le moment viendra,
» j'assignerai à chacun son poste; en attendant,
» ce que les habitants ont de mieux à faire,
» c'est de dormir en paix, la garnison veillera
» pour eux. »

A minuit, Salambier n'avait encore fait au=
cune disposition. Tout à coup il feint d'avoir
entendu quelque bruit. « Allons, debout, com=
» mande-t-il à ses compagnons; il n'y a pas un
» instant à perdre; je vais vous placer de ma=
» nière à ne pas en laisser échapper un seul. »

A la voix du chef, toute la troupe est sur
pied; le fermier, la lanterne à la main, offre
d'éclairer la marche. « Ne vous dérangez pas,
» lui dit Salambier en lui posant deux pisto=
» lets sur la poitrine, c'est nous qui sommes les
» chauffeurs, si vous avez le malheur de faire
» un mouvement, vous êtes morts. »

Les chauffeurs étaient armés jusqu'aux dents:
en vain les gens de la ferme eussent-ils tenté de

faire résistance, ils se laissèrent attacher les
mains sur le dos; cette opération terminée, on
les enferma dans la cave. Garrotté comme les
autres, le fermier était resté près de la cheminée;
on le somma de déclarer où était son argent.
« Il y a beaux jours, répondit-il, que je n'ai
» plus un sou ici; depuis que les chauffeurs rô=
» dent dans les environs, il n'y a pas de presse
» à garder des sommes.

    — » Ah! tu cherches des défaites, reprit Sa=
» lambier; c'est bon, nous allons savoir la vé=
» rité. » Aussitôt deux brigands se saisissent du
fermier, on lui ôte sa chaussure, et quand ses
pieds sont à nu, on les oint avec de la graisse.
« Messieurs les chauffeurs, je vous en supplie,
» s'écriait le malheureux, ayez pitié de moi;
» puisque je vous promets qu'il n'y a pas une
» couronne dans la maison, cherchez plutôt par=
» tout; voulez-vous mes clés? demandez-moi
» tout ce que vous voudrez; parlez, tout est à
» votre service; je vais vous faire un billet, si
» vous l'exigez.

    — » Non pas, dit Salambier; il nous prend
» je crois pour des négociants; un billet!.. oh!
» nous ne faisons pas de ces affaires-là, c'est
» du comptant qu'il nous faut.

— » Mais, messieurs....

— » Ah! tu es entêté, tu peux te taire main=
» tenant; avant cinq minutes, tu seras trop
» content de nous apprendre ton secret. (Un
» grand feu était allumé à l'âtre.) Camarades!
» commanda le scélérat, chauffez le citoyen. »
Mais, tandis qu'on le livre à la plus horrible
des tortures, les cris perçants d'un homme qui
se débat contre des chiens furieux, attirent tout
à coup l'attention des brigands : l'individu sur
lequel les animaux assouvissent leur rage, est
un des garçons de ferme qui, ayant brisé ses
liens, s'est sauvé par un soupirail, afin d'aller
chercher du secours. Par une fatalité inconce=
vable, les chiens ne l'ont pas reconnu. Surpris
de cet événement dont ils ne peut s'expliquer
la cause, Salambier ordonne à l'un de ses com=
pagnons de voir ce qui se passe au-dehors;
mais, à peine le chauffeur paraît-il dans la cour,
que l'un des chiens s'élance sur lui. Pour ne pas
en être dévoré, il est obligé de rentrer en toute
hâte. *Sauvons-nous! sauvons-nous!* A ce cri,
qu'il profère avec un accent de terreur, saisis
d'épouvante, tous les membres de la bande se
précipitent par une croisée qui donne sur la
campagne.... Ils fuient.... Au même instant, le

fermier, accompagné du garçon dont les chiens
ont enfin reconnu la voix, descend à la cave, où il
délivre tout son monde. Il ne manqua pas de se
mettre à la poursuite des chauffeurs ; mais, quelque diligence qu'il fît, il lui fut impossible de
les atteindre. En me racontant cette aventure,
Salambier m'avouait qu'au fond de l'ame, il
n'avait pas été fâché de la circonstance qui l'a-
vait contraint à la retraite ; « Car, me disait-il,
» dans la crainte d'être reconnu, j'aurais été
» obligé de faire tout périr. »

La bande de Salambier était l'une des plus
nombreuses ; elle avait des ramifications im-
menses. Il fallut plusieurs années pour parvenir à la détruire. En 1804, on exécuta à
Anvers plusieurs individus qui en avaient fait
partie ; l'un d'eux, dont on n'a jamais pu savoir
le véritable nom, paraissait avoir reçu une éducation brillante : monté sur l'échafaud, il éleva
son regard jusqu'au fatal couteau, puis le descendant à hauteur de cette lunette qu'un autre
condamné appelait le zéro de la vie : « J'ai vu
» l'*alpha*, dit-il, à présent je vois l'*oméga* » ;
et se tournant vers le bourreau, « voici le *béta*,
» faites votre devoir. » Quelque helléniste que
l'on soit, pour faire de pareilles allusions à la

forme, *in articulo mortis*, ne faut-il pas être possédé du démon de la plaisanterie ?

Tous les complices de Salambier ne sont pas morts ; j'en ai rencontré plusieurs dans mes fréquentes pérégrinations ; depuis, je ne les ai jamais perdus de vue, mais j'ai inutilement cherché l'occasion de mettre un terme à la trop longue impunité dont ils jouissaient et jouissent encore. L'un de ces brigands, qui s'était fait chanteur, a long-temps été en possession d'étourdir les bons habitants de la capitale, par les paroles de la marche des Tartares, qu'il hurlait sous un costume turc. Ce personnage qui, la pièce de deux sous aidant, excellait à lancer un *Pont-neuf* au septième étage, est un des plus célèbres sur le pavé de Paris, où on ne le désigne que par son surnom. Il méritait certainement d'être un *particulier très connu ;* on l'accuse d'avoir pris part aux massacres de septembre, en 1793 ; et en novembre 1828, il a été vu à la tête d'un *pulk* de briseurs de vitres, dans la rue Saint-Denis. La police Franchet, et le parti jésuitique auquel elle était dévouée, nourrissaient de grands projets... Il leur fallait des assassins, et ils en tenaient un certain nombre en disponibilité.

Depuis 1816, les chauffeurs paraissent s'être condamnés à l'inaction. Leurs derniers exploits eurent lieu dans le midi de la France, principalement aux environs de Nismes, Marseille et Montpellier, pendant la dictature de M. Trestaillon. Alors on chauffait les protestants et les bonapartistes qui avaient de l'argent, et, digne représentante des *verdets*, la chambre des introuvables trouvait que c'était *pain bénit*.

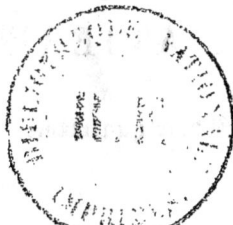

FIN DU TOME QUATRIÈME ET DERNIER.

TABLE

DES MATIÈRES

Du Tome quatrième.

———❖———

TOME IV.   27

27.

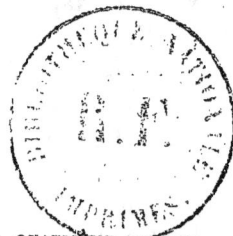

FIN DE LA TABLE DU QUATRIÈME VOLUME.

www.ingramcontent.com/pod-product-compliance
Lightning Source LLC
Chambersburg PA
CBHW072001270326
41928CB00009B/1506